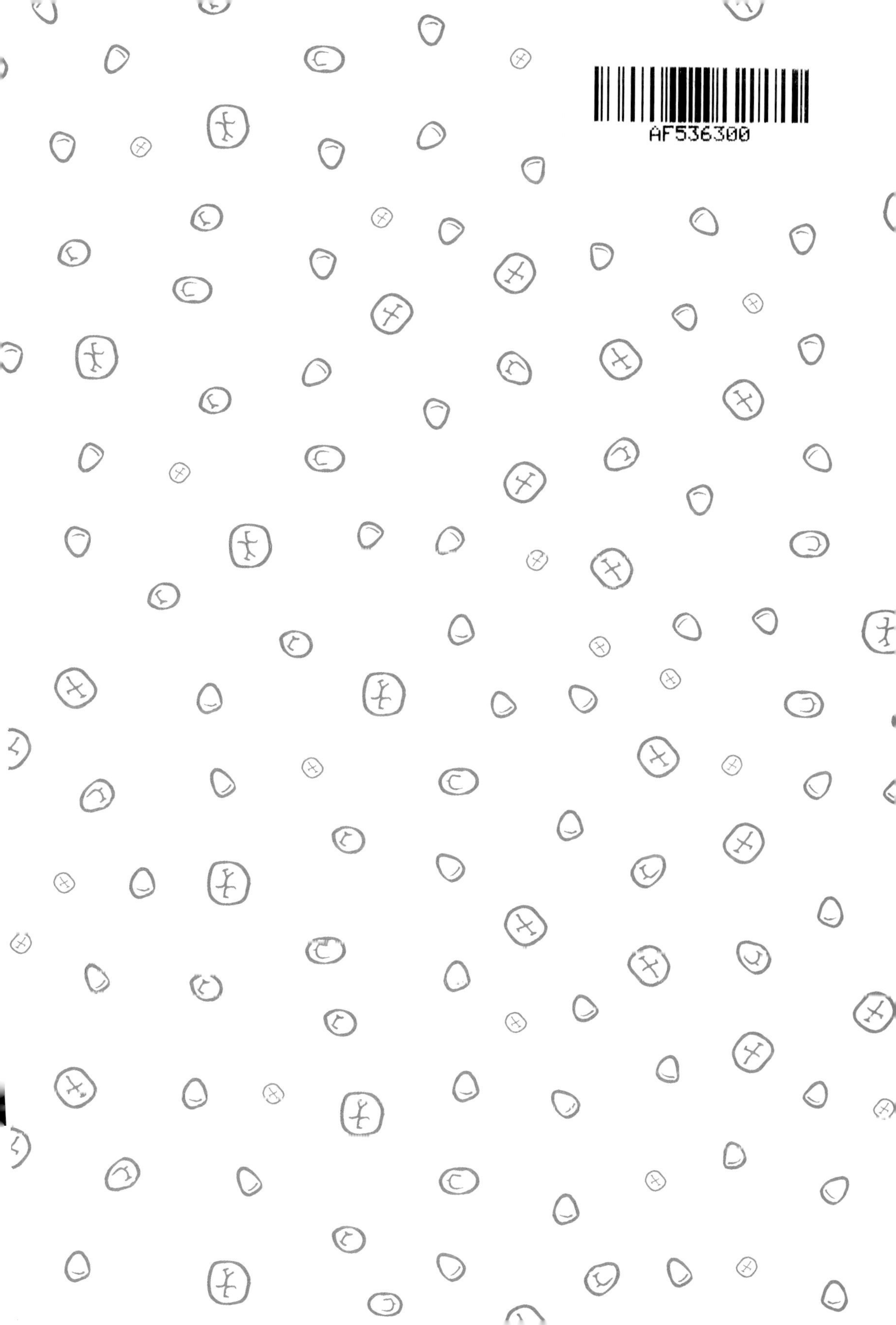
AF536300

# Z
## wie Zähne

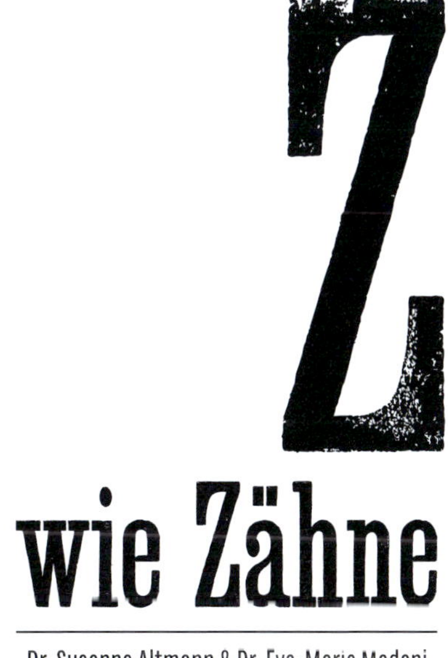

# wie Zähne

Dr. Susanne Altmann & Dr. Eva-Maria Madani

Was Zähne uns verraten.

Wofür Zähne stehen.

Warum weiß nicht gleich gesund ist.

maudrich

Wegen stilistischer Klarheit und leichterer Lesbarkeit wurde im Text auf die sprachliche Verwendung weiblicher Formen verzichtet. Die Verwendung der männlichen Form gilt inhaltlich für Frauen und Männer gleichermaßen.

Bibliografische Information der Deutschen Nationalbibliothek
Die Deutsche Nationalbibliothek verzeichnet diese Publikation in der Deutschen Nationalbibliografie; detaillierte bibliografische Daten sind im Internet über http://dnb.d-nb.de abrufbar.


Umschlaggestaltung: Irene Rick, Trias Print Consulting GmbH, Wien
Lektorat: Mag. Katharina Stadler
Typografie und Satz: Trias Print Consulting GmbH, Wien
Illustrationen: © Dr. Eva-Maria Madani
Druck: Finidr, Tschechien
ISBN 978-3-99002-025-8

Auch als E-Book erhältlich: ISBN 978-3-99030-512-6 (epdf)

# Vorwort

**Lächeln ist die eleganteste Art,
seinen Gegnern die Zähne zu zeigen.**

Werner Fink

Zähne sprechen Bände! Wer lacht schon gerne und so richtig herzhaft, wenn man beim Lachen schlechte oder schiefe Zähne erkennen kann? Ist es die Gesellschaft des 21. Jahrhunderts, die Perfektion von uns verlangt? Dies gilt für (fast) alles, aber im Besonderen für unser Aussehen. Und dafür sind wir bereit, viel Geld auszugeben, selbst wenn es nur dem äußeren Schein dient. Aber dieser ist uns lieb und wert. Schauspieler tun es schon lange sie investieren in die Schönheit und Zahngesundheit. Es gibt kaum einen Schauspieler, der kein perfektes Gebiss hat. Der Mund ist eben das Tor zur Außenwelt, er stellt aber auch den Eingang zu unserem Innersten dar und ist Ausdruck von Lust und Lebensfreude. Auf der anderen Seite ist der Mund auch Ort der Vernichtung. Vernichtet werden dort Nahrungsmittel (sie werden zermalmt), aber auch Menschen. Worte, die in unserem Innersten entstehen und aus unserem Mund kommen, können verletzend, kränkend und schmerzhaft sein und den Gesprächspartner verbal vernichten.
Zähne sind ein Symbol für Kraft und Vitalität, aber auch für Aggression (»Zähne zeigen«) und Angst (»mit den Zähnen klappern«). So weiß man, dass mit begradigten Zähnen das Selbstbewusstsein steigt und Minderwertigkeitsgefühle in den Hintergrund treten. Mit schönen Zähnen lassen sich so manche menschlichen Schwächen verbergen und (scheinbare) Stärken hervorkehren.
Anhand der Zahnqualität lassen sich auch Rückschlüsse auf Erkrankungen verschiedener Körperregionen ziehen. Jeder Zahn steht für ein bestimmtes Organ und auf diese Verbindung sollte man achten.

Die Zähne sind auch ein Spiegel unserer Persönlichkeit. Während zurückstehende Zähne für einen introvertierten Charakter stehen, so Psychodontologen, sind Menschen mit vorstehenden Zähnen extrovertiert und stehen gerne im Mittelpunkt. Menschen kommunizieren mit langen Zähnen, mit kurzen, kleinen, großen und spitzen Zähne. Aber welche Persönlichkeiten stecken dahinter? Erfahren Sie mehr über Ihre Zähne und die der anderen. Beißen Sie sich nicht auf die Zähne und schon gar nicht auf die Zunge, zeigen Sie den anderen Ihre schönen, gesunden Zähne, beißen Sie zum richtigen Zeitpunkt zu und gönnen Sie sich ein wenig Ruhe zwischendurch, damit Sie nicht auf dem Zahnfleisch kriechen. Achten Sie auf Ihre Zahngesundheit!

Ihre Susanne Altmann

## Haben Sie Biss?

Eine interessante Frage, die Sie möglicherweise noch nie von Ihrem Zahnarzt oder Ihrer Zahnärztin gehört haben. Eine Frage, die vielleicht Ihre KollegInnen, Ihre Freunde oder die Gesellschaft an sie stellten. Jemand der Biss hat, ist dynamisch und zielorientiert, hat Durchsetzungsvermögen, kann Schwierigkeiten beseitigen – er ist, kurz gesagt, überlebensfähiger und vertrauenserweckender als jemand, der am »Zahnfleisch daher kommt«.
Zähne und »der Biss« sind eine ursprüngliche Garantie dafür, sich selbst durch adäquate Nahrungsaufnahme erhalten zu können, und daher auch eine Voraussetzung, Schutzbefohlene, also eine Familie, einen Stamm oder Verwandte, ernähren zu können und deren Überleben zu sichern.
Viele Sprichwörter nehmen Bezug auf den Mund – »den Mund voll nehmen«, »auf den Mund gefallen sein«, »den Mund halten« –, die Zunge – »sich auf die Zunge beißen«, »Haare auf der Zunge haben«,

»zungenfertig sein« – und die Zähne – »geschliffene Ausdrucksweise«, »zahnlose Argumente«, »Biss haben«, »sich durchbeißen«, »bissig sein«. Eine eingehende Betrachtung des gesamten Mundbereichs ist daher sinnvoll, um herauszufinden, welche Bedeutung Zähne, Zahnfleisch, Zunge und Sprache nicht nur für die Gesundheit haben, sondern auch für gesellschaftliche Anerkennung und biologische Überlebensfähigkeit und wie wir nicht nur unsere Kaufähigkeit, sondern auch unseren »Biss« erhalten können.

Einige Kapitel dieses Buches beschäftigen sich mit außergewöhnlichen und unkonventionellen Betrachtungsweisen des Kauapparates, die jahrhunderte- oder jahrtausendealte Erfahrungen früherer Hochkulturen einschließen, die uns in der »modernen, schulmedizinischen« Betrachtung des menschlichen Körpers auf den ersten Blick unverständlich erscheinen. Diese Kapitel versuchen einen Konnex zu schaffen zwischen der heutigen Zahnheilkunde, der Anatomie, der Physiologie, der Pathologie und dem archaischen und intuitiven Wissen um die immense Bedeutung »des Bisses« für die Erhaltung des Individuums und der Sippe sowohl im gesellschaftlichen als auch im biologischen Sinne.

Ich wünsche Ihnen viel Vergnügen beim Lesen des Buches, das von den Ideen und Gedanken einer aufgeschlossenen und sehr engagierten »Schulmedizinerin« getragen ist, die mit Haut und Haaren ihrem Beruf verfallen ist, und einer promovierten Medizinsoziologin, die »hinter die Kulissen« schauen kann und der es leichtfällt, Querverbindungen herzustellen zwischen oben und unten, innen und außen, links und rechts, heute und gestern.

Ihre Eva-Maria Madani

# Inhalt

## Unser Gebiss



## Gesunde Zähne für selbstbewusstes Auftreten



## Das Kiefergelenk – es verdient mehr Aufmerksamkeit!

## Kinderzahnheilkunde - Gesunde Zähne von Anfang an!



## Zahnprobleme des 21. Jahrhunderts



## Moderne Zahntechnik - moderne Materialien

## Zähne und ihre Beziehung zur Psyche



## Zähne und ihre Beziehung zum Organismus

# Unser Gebiss



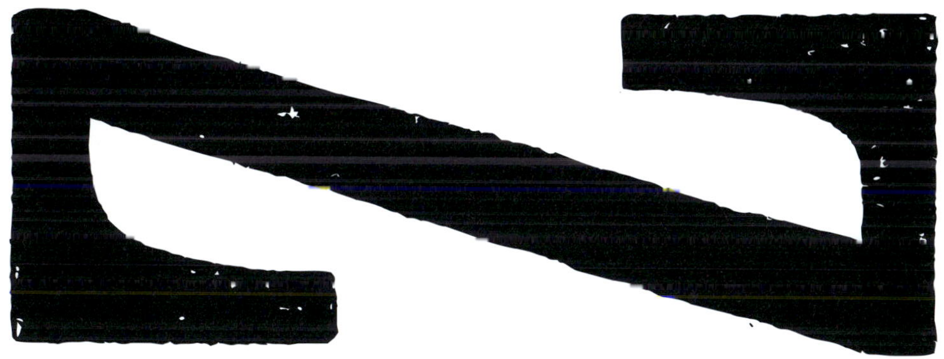

# Unser Gebiss

Zähne sind mehr als nur Kauwerkzeuge! Erst wenn wir keine oder um einige weniger haben, merken wir, wie sehr wir sie tatsächlich benötigen und welche wichtigen Funktionen sie übernehmen. Wir können ohne sie – im übertragenen Sinne – nicht mehr die Zähne zeigen oder einen Zahn zulegen, aber auch nicht mehr auf dem Zahnfleisch kriechen und mit den Zähnen klappern. Ihr Verlust wird uns bewusst, weil sie uns gemeinsam mit dem Kiefer und dem Mund einen individuellen Ausdruck verleihen und das Tor zur Innenwelt darstellen.

## Zahnmedizin - früher und heute

Die Geschichte der Zahnmedizin ist lang, denn sie begann bereits in der Antike. Schon in dieser Zeit galten schöne Zähne als Statussymbol und waren ein Zeichen für Gesundheit und Kraft. Doch schöne Zähne bzw. ästhetisch-kosmetische Korrekturen an den Zähnen konnten sich damals nur Wohlhabende leisten. Gegen Karies, auch Zahnfäulnis genannt, wurden damals auch einfache Leute behandelt, doch die Methoden waren unglaublich schmerzhaft und sehr weit entfernt von den medizinischen Maßnahmen, die heute üblich sind.

**Archäologen entdeckten in Pakistan Schädel mit Zähnen aus der Zeit zwischen 9.000 und 7.000 v. Chr., die mit gebohrten Löchern versehen sind.**

Zähneputzen war schon etwa 500 n. Chr. ein Thema, wenngleich die Zahnbürsten nicht mit denjenigen verglichen werden können, die wir heute benutzen. Es handelte sich um Holzstäbchen, hergestellt aus der Wurzel des Arakbaumes (»Zahnbürstenbaum«), die an einem Ende etwas aufgefasert waren. Dass die Pflege der Zähne mit einem Holzstäbchen dieser Art nicht gerade die beste war, zeigte sich an den daraus resultierenden Schäden. Die Zähne wurden verletzt und beschädigt und mussten gezogen werden. Das war noch sehr archaisch und schmerzhaft, doch bei vielen Stämmen wie beispielweise bei den australischen Aborigines durchaus üblich. Interessanterweise sind diese Naturhölzer, Siwak oder Miswak genannt, seit kurzem in den westlichen Industrieländern modern, wo sie von Naturprodukte-Liebhabern gerne verwendet werden. Kindern im Alter von sieben bis neun Jahren wurden die unteren vier Schneidezähne herausgebrochen und als Gegenlager eine Scheibe eingesetzt, was vermutlich ein Zeichen von Ästhetik oder Erwachsensein war.

Machen wir einen Sprung ins Mittelalter, wo es den Beruf des Zahnarztes noch nicht gab, sondern »Bader« in öffentlichen Badehäusern an den Zähnen »werkten« und diese ohne jede Betäubung herausbrachen. Das regelmäßige Zähneputzen hatte sich bei einem Großteil der Bevölkerung noch nicht durchgesetzt. Selbst wohlhabende Menschen putzten nur gelegentlich und wenn, dann mit einer groben Bimssteinpaste, mit der ihre Zähne wohl weißer wurden, durch die jedoch der schützende Zahnschmelz verloren ging. Die fehlende bzw. falsche Zahnhygiene hatte Karies zur Folge.

Ab Ende des 17. Jahrhunderts setzte sich die Praxis durch, Zähne nicht vorschnell zu extrahieren, also zu ziehen, sondern sie zu erhalten, d. h. lieber ihre Löcher – bedingt durch Karies – auszuschaben und zu füllen. Als Füllmaterialien dienten zu dieser Zeit Plomben aus Zinn oder Blattgold. Bienenwachs zählte zu den ersten Füllmaterialien von Zähnen und wurde in Slowenien vor etwa 6.500 Jahren entdeckt. Steinmehl, Harze, Malachit und Pflanzen-samen waren weitere Materialien, mit denen die Zahnlücken gefüllt wurden.

Das Berufsbild des Zahnarztes war bis ins 18. Jahrhundert noch gänzlich unbekannt. Die europäische Zahnmedizin kam erst im 18. Jahrhundert durch den französischen Mediziner Pierre Fauchard (1678–1761), den Vater der modernen Zahnheilkunde, und den deutschen Mediziner Philipp Pfaff (1713–1766) zu ihrem Ansehen. Die Theorie, dass die Ursache von Karies (die »schwarzen Löcher in den Zähnen«) ein Zahnwurm sei, wurde von Fauchard vehement abgelehnt, zumal er im Mikroskop nie Würmer im Zahn gesehen hatte. Es sei der Zucker, der den Zähnen schade, so seine Theorie. Blei, Zinn oder Gold wurden von ihm zur Füllung kariöser Zähne verwendet. Da seiner Meinung nach die Zahnbürste aus Rosshaar die Zahnbeläge nicht entfernen konnte, empfahl er damals, die Zähne mit Schweinsborsten, Schwämmchen oder Läppchen zu reinigen.

Auch Ende des 18. Jahrhunderts waren die Zahnpflegesets mancher europäischer Völker wie etwa die der wohlhabenden Briten noch nicht mit den jetzigen vergleichbar. Die Zahnbürste selbst war aus Silber angefertigt und hatte einen großen Bürstenkopf. Geputzt wurde mit einem Pulver aus Sand, das in silbernen Döschen aufbewahrt wurde. Das war zwar edel, aber weder effektiv noch gesundheitsbewusst. Es fehlte einfach noch das Wissen über die Zähne und deren komplexe Eigenschaften.

**Auch im 21. Jahrhundert putzen manche Menschen ihre Zähne falsch oder zu kräftig. Das liegt nicht so sehr am Equipment, also an den Putzutensilien, sondern vielmehr an der Putztechnik.**

Aufsehen erregte der Zahnarzt des US-Präsidenten George Washington, Dr. John Greenwood (1760–1819), mit seinen Teil- und Vollprothesen aus der Substanz der Stoßzähne von Flusspferden. Das war der Beginn der Zahnprothetik. Auch Tierzähne, beispielsweise von Ochsen, wurden manchmal für Prothesen verwendet. Nach der Schlacht bei Waterloo 1815 wurden den Gefallenen die Zähne ausgebrochen und zu Prothesen verarbeitet. Das hatte zur Folge, dass in England arme Menschen, die ohnehin wenig zu kauen hatten, ihre Zähne an Prothesenmacher verkauften, um so zu etwas Geld zu kommen. Etwas später führte Greenwood als Erster Porzellan als Zahnersatz ein. Auch die Erfindung des mechanisch angetriebenen Zahnbohrers (ca. 1790) kann auf Greenwood zurückgeführt werden.

Bereits Ende des 18. Jahrhunderts hat ein deutscher Zahnarzt erkannt, dass zu übertriebenes Putzen das Zahnfleisch reizen und die Zahnhälse frei legen würde. Die erste serienreife Zahnbürste

wurde in England produziert. Zum Massenartikel wurde sie allerdings erst nach der Patentierung der Nylonfaser 1938. Bis zum 19. Jahrhundert war Zahnpflege reine Frauensache und galt unter Männern als dekadent. Dass eine gute Zahnpflege für die ganzheitliche Gesundheit sehr wichtig ist, wurde erst Ende des Zweiten Weltkriegs erkannt, weshalb die Soldaten von den Militärärzten zum regelmäßigen Zähneputzen angehalten wurden. Zahnschmerzen waren sogar für Soldaten nicht immer leicht zu ertragen, zumal es lange Zeit keine geeigneten Mittel dagegen gab.
Während man sich im antiken China bei Zahnschmerzen der Akupunktur bediente, wurde im arabischen und später im europäischen Raum die Arsenpaste zur Schmerzlinderung verwendet. Dies führte häufig zu Arsenvergiftungen. Eine bessere Methode war die Betäubung mit Alkohol, wenngleich diese auf Dauer nicht eingesetzt werden durfte. Ein noch weitaus geeigneteres Betäubungsmittel zur Schmerzlinderung stellte das Gas Äther dar, das 1846 von einem amerikanischen Arzt namens William Thomas Green Morton erstmals als Narkosemittel eingesetzt wurde, sodass das Zähneziehen keine traumatische Handlung mehr für Betroffene darstellte. Nun brauchte man zur Sanierung der Zähne nur noch eine entsprechende Bohrmaschine, die möglichst präzise und schnell die Zahnfäule entfernen konnte. 1875 kam der erste elektrische Zahnbohrer auf den Markt. Der heute noch verwendete *Turbinenbohrer* oder Direktantrieb erlebte seine Geburtsstunde erst Ende der 1950er-Jahre.

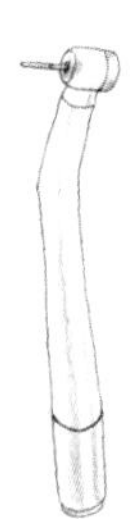

Dass nicht nur die Zähne, sondern auch der Kiefer einen wichtigen Einfluss auf die Zahngesundheit haben, wurde ebenfalls sehr früh, nämlich Ende des 19. Jahrhunderts, erkannt, woraufhin man daran arbeitete, die Zähne mit unterschiedlichen Methoden zu begradigen. Auch die Zahnputzmaterialien haben sich im Laufe der Jahre weiterentwickelt. Einen Namen für Zahncreme machte sich die Firma Colgate bereits Ende des 19. Jahrhunderts, als sie 1870 in den USA eine Zahncreme in einem kleinen Töpfchen präsentierte. Erst 20 Jahre später wurde sie in Tuben verkauft. Mittlerweile finden sich in den Geschäftsregalen Unmengen an unterschiedlichen Zahncremen, Zahnbürsten und anderen Zahnpflegemitteln.

# Die Zähne unserer Vorfahren

Die Zähne unserer Vorfahren mussten nicht schön sein, sie mussten rohes, festes Fleisch zerreißen und zermalmen sowie Nüsse knacken können. Wenn das nicht mehr ging, hatten die Menschen in der Frühzeit kaum Überlebenschancen. Um nicht zu verhungern, war ein gutes Kau- und Mahlwerkzeug außerordentlich wichtig. Unsere Vorfahren verwendeten zum Essen kein Besteck, sondern nur ihre Zähne.

Evolutionsgeschichtlich betrachtet entstanden unsere Zähne aus den Hautzähnen der Fische. Haifischen wachsen Zähne immer wieder nach. Die Zähne der Menschen haben diese Eigenschaft nicht, sie wachsen leider nur zweimal. Etwa ab dem sechsten Lebensjahr werden die Milchzähne sukzessive durch die »Zweiten« ersetzt, die sich abhängig von der Ernährung, der Zahnpflege, der Kiefermuskulatur, dem emotionalen Stress und dem Erbmaterial verändern. Die »Erwachsenen-Zähne«, auch »bleibende Zähne« genannt, haben wir dann bis zu unserem oder deren Ableben.

Lange Zeit, nämlich bis 2013, glaubte man, dass Jäger und Sammler aufgrund ihrer Ernährung nicht von Karies betroffen waren. Aus der Zeit der Neandertaler sind nämlich kaum Fälle von Karies bekannt. Die Steinzeitmenschen waren keine Fleischfresser, wie man lange Zeit angenommen hat, sondern sie aßen regelmäßig auch pflanzliche Nahrung wie Hülsenfrüchte, Beeren, Kräuter und wilde Getreidearten. Auch Nussgras, eine Pflanze, die reich an Kohlenhydraten und sehr aromatisch ist, stand roh oder gekocht auf ihrem Speiseplan.

Sie hemmt das Bakterium »Streptococcus mutans«, den Hauptverursacher von Karies. Das legt die Vermutung nahe, dass nicht nur Kohlenhydrate (Getreide), sondern auch Eicheln, Pinienkerne und Pistazien – also die Nahrung der Jäger und Sammler – den Zahnschmelz ruinieren können. Durch die grobe Nahrung wurden die Zähne abgekaut und teilweise bis zur Pulpa abgeschliffen, sodass sich Entzündungen und Karies entwickeln konnten.

**Zähne zählen zu den ältesten menschlichen Fossilien. So geben versteinerte Backenzähne Aufschlüsse über den ersten aufrecht gehenden Menschen.**

## Das Gebiss von Jungen und Alten

Das Milchgebiss besteht aus 20 Zähnen, das bleibende aus 32, nämlich aus acht Schneidezähnen, vier Eckzähnen, acht Vormahlzähnen und zwölf neuen großen Backenzähnen inklusive der Weisheitszähne, die nicht immer vollständig ausgebildet sind.

Unser vergleichsweise kurzer Kiefer ist für 32 Zähne fast zu klein. Kaum haben wir uns von den Milchzähnen verabschiedet, zeigen sich schon relativ rasch bei den bleibenden Zähnen Schiefstand und/oder Engstand. Die Kieferorthopädie ist gefragt, die auch vom »Fluch der 32« spricht, für den insbesondere die Weisheitszähne sorgen, wenn sie ihren Mitstreitern den Stehplatz im Kiefer streitig machen und diese aus der Reihe drängen. Diese Meinung vertreten jedoch nicht alle Zahnärzte und Kieferorthopäden. Im Mund unserer Vorfahren standen die 32 Zähne schön in Reih' und Glied, da ja ihr Kiefer wesentlich größer bzw. länger war. Im Zuge der Evolution vom Affen zum Homo sapiens veränderte sich mit den wachsenden Herausforderungen des Alltags das Gehirn. Von Generation zu Generation wuchs es mit diesen neuen Anforderungen und forderte mehr Raum ein. Diesen bekam es jedoch zu Lasten des Kiefers. Der äffische, nach vorne gezogene Kiefer zog sich zurück und entwickelte sich zu einem wesentlich kleineren Kiefer. Der Stellplatz für die Zähne wurde somit wesentlich kleiner, aber ihre Anzahl von 32 blieb gleich. So erklärt sich der häufig vorkommende Zahneng- und -schiefstand, dem in der Zahnheilkunde mit Drähten, Spangen und Schrauben zu Leibe gerückt wird.

Manche Menschen zeigen jedoch mehr Zähne, obwohl von der Natur lediglich 32 vorgesehen sind. Angelegt können mehr oder auch weniger sein. Bei fehlenden Zähnen liegt ein Defekt im genetischen Bauplan vor, man spricht hier von einer fehlenden Anlage. Wenn einem Elternteil schon ein entsprechender Zahn fehlt, kann das weitervererbt werden. In anderen Fällen entwickelt sich zwar der Zahn (Zahnkeim) im Kiefer, doch aufgrund eines Zahnunfalls, einer schweren Entzündung oder einer Bestrahlung kann der Zahnkeim so stark geschädigt sein, dass er an seinem Weiterwachsen gehindert wird. Am häufigsten sind davon Weisheitszähne betroffen, aber

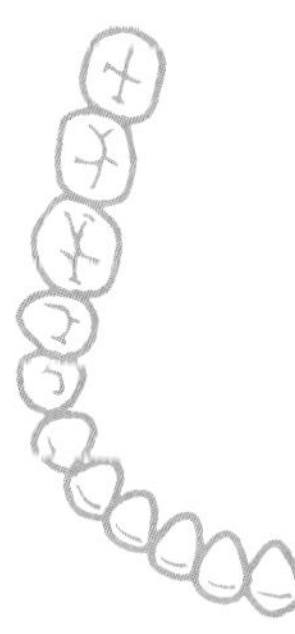

auch die zweiten Vormahlzähne (»Fünfer«) und die oberen äußeren Schneidezähne (»Zweier«) sind nicht bei jedem angelegt. Das muss nicht unbedingt ein schwerer Nachteil sein, da viele Menschen ohnehin einen relativ kleinen Kiefer haben. Wenn jedoch dadurch eine Lücke entsteht, sollte diese geschlossen werden, damit nicht die benachbarten Zähne hineinwachsen und die gegenüberliegenden Zähne Fehlstellungen verursachen. Eine Okklusionsstörung (Fehlbiss) wäre eine unschöne Folge, die sich auch nachteilig auf den gesamten Organismus auswirken kann. Zahnbegradigungen haben daher nicht ausschließlich ästhetische, sondern mehr noch medizinisch-funktionale Gründe. Wenn ein Zahn von Geburt an fehlt, kann das Auswirkungen auf die Entwicklung der Kieferknochen haben, aber auch Probleme beim Sprechen und Kauen verursachen. Sind die vier Weisheitszähne, die ohnehin oft Unruhe im Kiefer schaffen, nicht angelegt, ist das hingegen nicht unbedingt beunruhigend.

**Zu viele oder zu wenige Zähne? Unter Hypodontie versteht man das Fehlen einzelner Zähne, mit Oligodontie bezeichnet man das gruppenweise Fehlen von Zähnen. Menschen, die mehr als 32 Zähne haben, »leiden« an Hyperdontie.**

Überschüssige Zähne treten am häufigsten zwischen den oberen mittleren Schneidezähnen oder zwischen dem ersten und zweiten Schneidezahn auf. Sie sind den regulären Zähnen oder beim Sprechen im Weg und werden zumeist chirurgisch entfernt. Auch Zähne hinter den Weisheitszähnen (»Neuner«) sind in seltenen Fällen zu sehen.

## Der Zahn - ein interessantes Organ

Der Zahn ist ein höchst komplexes Gebilde, das störanfällig ist. Und das nicht nur in seinem eigentlichen Bereich, sondern er kann auch in weit entfernten Körperteilen Störungen verursachen, die mit den Zähnen scheinbar gar nicht in Verbindung stehen. Um manche, später in diesem Buch angesprochene Fakten über Zähne besser verstehen zu können, ist es notwendig, ein paar Details über

den Zahnaufbau sowie über Funktionen und Charakteristika der Zähne zu wissen.
Grob gesprochen besteht ein Zahn aus einer Zahnkrone und einer Zahnwurzel. Ein gesunder Zahn ist mit der Zahnwurzel fest in seiner Umgebung verankert. Sichtbar ist nur die Zahnkrone, wobei deren unterer Rand fest vom Zahnfleisch umgeben ist. Die Zahnwurzel ist im Kieferknochen, in einem sogenannten Zahnfach (Alveole) elastisch durch Fasern verankert und gibt damit dem Zahn Halt und Stabilität. Der Zahnhalteapparat (das Parodontium), bestehend aus Zahnfleisch (Gingiva), Alveolarknochen, Wurzelzement und Wurzelhaut, sorgt für die elastische, aber stabile Verankerung des Zahns im Kiefer. Während kleinere Zähne mit einer einzigen Wurzel ausgestattet sind, haben die Backenzähne zwei oder gar mehrere Wurzeln, da sie einer stärkeren Kaubelastung ausgesetzt sind.

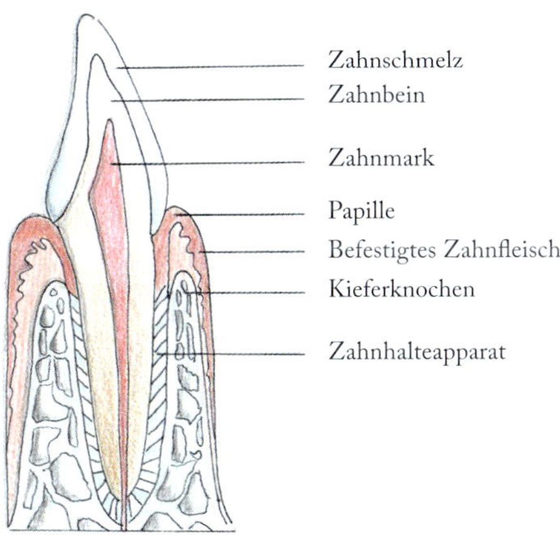


*Schematischer Aufbau des Zahns*

Zähne müssen viel aushalten und sind daher von Natur aus sehr hart und strapazierfähig. Ohne Probleme können gesunde Zähne sowie eine trainierte Kaumuskulatur bis zu 80 Kilogramm tragen oder halten. Die härteste Substanz, die der menschliche Körper bildet, ist der Zahnschmelz. Er besteht aus beinharten Kristallen und Mineralien (Kalzium, Magnesium, Fluor und Phosphor) und muss im Laufe des Lebens etwa 20 Tonnen Nahrung durch den Mund transportieren, d. h. sie portionieren und zerkauen, ehe sie an das Verdauungssystem weitergeleitet wird. Beim Zahnschmelz handelt es sich um die äußere Schicht der Zahnkrone, die den Zahn wie einen Mantel schützt, die aber nicht nachwächst. Genährt wird der Zahnschmelz über den Speichel. Er kann sich aus ihm die notwendigen Mineralien holen und sich auf diese Art und Weise bis zu einem gewissen Grad selbst reparieren.

Unter dem harten Schmelz liegt das Dentin, das knochenähnliche Zahnbein, das wesentlich weicher als seine harte Schale ist und sich bis zur Wurzelspitze erstreckt. Im Unterschied zum Zahnschmelz wird das Zahnbein auch noch im hohen Alter immer wieder neu gebildet. Im Innersten des Zahns befindet sich das relativ weiche Zahnmark (Pulpa), zu dem winzige Kanälchen führen und das aus zahlreichen Blutgefäßen und sehr feinen Nervenfasern besteht.

Das in einem Hohlraum liegende Zahnmark, der Zahnnerv, versorgt das Zahnbein mit Nährstoffen. Es leitet Reize wie Kälte oder Hitze weiter und ist über den Blutkreislauf mit dem gesamten Organismus verbunden.

Da wir die Zähne zum Schneiden, aber auch zum Kauen und Zermalmen brauchen, sind sie unterschiedlich geformt. So sind die vier vorderen Schneidezähne (Incisivi) sowohl unten als auch oben sehr dünn und flach. Sie dienen dem Abbeißen bzw. dem Zerteilen von Nahrung. Rechts und links davon befindet sich im Unter- und Oberkiefer jeweils ein Eckzahn (Dens caninus), der von allen Zähnen die längste Wurzel hat und dessen Krone spitz geformt ist. Aufgrund seiner Robustheit kann er die Nahrung gut festhalten und abreißen. Je zwei Vormahlzähne (Prämolaren) finden sich oben und unten neben den Eckzähnen. Ihre Kronen bzw. Kauflächen sind mit kleinen Mulden und Höckern ausgestattet, mit denen die Nahrung gut zerkleinert werden kann. Noch weiter nach hinten wandernd, findet man auf beiden Kieferseiten neben den Prämolaren je zwei Molaren (große Backenzähne). Weil sie die Nahrung sehr fein zermahlen, werden sie auch Mahlzähne genannt. Sie haben im Vergleich zu den Prämolaren mehrere Wurzeln, damit sie fest im Kiefer verankert sind. Am hinteren Ende des Kiefers können noch

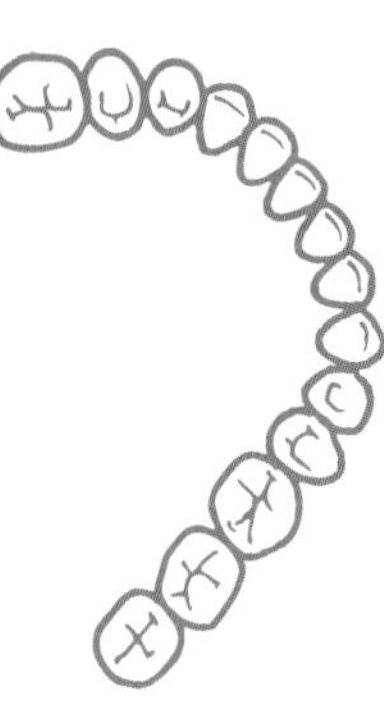

Weisheitszähne liegen, sie sind allerdings nicht bei jedem Erwachsenen vorhanden, weil sie entweder gar nicht angelegt sind oder trotz Anlage nicht durchbrechen können. Jeder Zahn hat nicht nur einen Namen, sondern wird vom Zahnarzt nach einem international einheitlichen Zahlensystem benannt:

| **Die bleibenden Zähne** | |
|---|---|
| **1. Quadrant** | **2. Quadrant** |
| oben rechts | oben links |
| (18) 17 16 15 14 13 12 11 | 21 22 23 24 25 26 27 (28) |
| (48) 47 46 45 44 43 42 41 | 31 32 33 34 35 36 37 (38) |
| unten rechts | unten links |
| **4. Quadrant** | **3. Quadrant** |

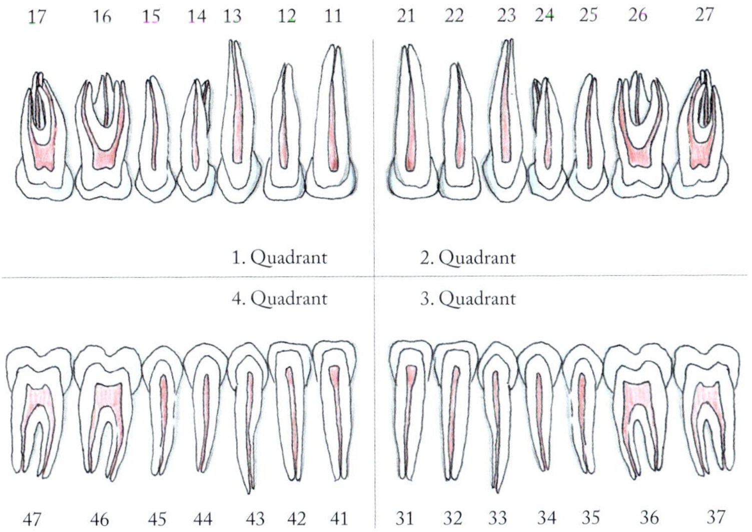

*Morphologie der Zähne*

Die erste Ziffer jeder zweistelligen Nummer gibt den Quadranten an, in dem sich der Zahn befindet, die zweite Ziffer steht für die genaue Lage des Zahns im Quadranten. Spricht der Zahnarzt beispielsweise vom Zahn 28 (»zwei acht«), meint er den Weisheitszahn, der auf der linken Seite des Oberkiefers liegt.

Das Milchgebiss mit seinen 20 Zähnen schaut etwas anders aus. Es besteht pro Kiefer aus je vier Schneidezähnen, je zwei Milcheckzähnen und je vier Backenzähnen. Diese haben genauso wie die bleibenden Zähne Wurzeln, nur ihr Zahnschmelz ist nur halb so stark wie jener der bleibenden Zähne und ist damit höchstens einen Millimeter dick. Das erklärt, warum die Milchzähne wesentlich häufiger von Karies befallen sind als ihre Nachfolger. Milchzähne brauchen daher auch besondere Pflege.

| **Das Milchgebiss** | |
|---|---|
| oben rechts | oben links |
| 55 54 53 52 51 | 61 62 63 64 65 |
| 85 84 83 82 81 | 71 72 73 74 75 |
| unten rechts | unten links |

»Einen Zahn zulegen«

*Wenn man einen Zahn zulegt, heißt das umgangssprachlich, dass man die Geschwindigkeit steigert.*

Hurra, der erste Zahn ist da! Für viele Eltern ist dies ein erfreuliches, für Babys ein sehr schmerzhaftes Ereignis. In der Regel zeigt sich der erste Zahn im Alter von etwa einem halben Jahr zumeist unten mittig (Schneidezähne), etwas später kommen die oberen Schneidezähne nach. Die Eckzähne und ersten Backenzähne lassen sich etwa ein Jahr bis zu ihrer Entfaltung Zeit. Im Alter von zwei bis drei Jahren ist das Milchgebiss komplett. Seine sensiblen Zähne brauchen eine gute Pflege, auch wenn sie auf natürliche Art und Weise nach ein paar Jahren ausfallen und durch bleibende Zähne ersetzt werden. Der Durchbruch des ersten bleibenden Zahns findet etwa im sechsten Lebensjahr (»6-Jahres-Molar«) statt. Es handelt sich dabei um einen großen Backenzahn, der oft unbemerkt hinter den Milchbackenzähnen durchbricht und somit keinen anderen Zahn ersetzt. Der eigentliche Zahnwechsel beginnt erst ein Jahr später. Danach brechen die zweiten großen Backenzähne durch, gefolgt von den Weisheitszähnen, die sich erst im Erwachsenenalter herausbilden, sofern sie vorgesehen sind. Der Zahndurchbruch bzw. Wechsel kann jedoch von Kind zu Kind sehr unterschiedlich sein. Verspätetes Zahnen oder eine ungewöhnliche Reihenfolge der sich herausbildenden Zähne sollte für Eltern kein Grund zur Besorgnis sein.

## Karies - Entstehung und Vermeidung

Karies ist eine Infektionskrankheit, verursacht durch Bakterien der Art Streptococcus mutans, die von Mensch zu Mensch über den Speichel übertragen werden. Allerdings bedeutet das Vorkommen dieser Bakterien alleine nicht unbedingt Kariesbefall. Die Bakterien brauchen nämlich »Futter« in Form von Kohlenhydraten sowie Zeit, um zu wachsen, damit sie die Zähne schädigen können und sich Karies bilden kann. Die heute allgemein akzeptierte Theorie lautet, dass kariogene Mikroorganismen der Mundhöhle bei entsprechender Substratzufuhr (niedermolekulare Kohlenhydrate, also Zucker) organische Säuren produzieren, die bei entsprechend langer Einwirkung auf die Zahnhartsubstanz (Oberbegriff für Zahnschmelz, Dentin und Wurzelzement) zu einer Entmineralisation führen.

Der oder die Karies? Obwohl Karies oft umgangssprachlich mit dem Artikel DER in Verbindung gebracht wird, lautet es korrekt: DIE Karies.

Sehr bald nach dem Putzen bildet sich auf der gereinigten Zahnoberfläche ein unstrukturiertes Häutchen ohne Zellen (Biofilm). Verantwortlich dafür sind die Eiweißstoffe des Speichels, die sich durch elektrostatische Ladungen an die Mineralien des Schmelzes binden. Dieses Häutchen befeuchtet den Zahn und schützt ihn beim Essen vor Abrasion (Zahnsubstanzverlust durch Reibung). Es dient also in erster Linie dem Schutz des Zahnes und bildet sich unabhängig von der Nahrungsaufnahme. Plaque wächst jedoch innerhalb nur weniger Stunden durch Anheftung von Bakterien an dieses Häutchen und durch Teilung der vorhandenen Bakterien. Dieser Vorgang wird »Reifung der Plaque« genannt. Reife Plaque ist durch die Selbstreinigungskräfte der Mundhöhle nicht mehr entfernbar.

Was den meisten Menschen schmeckt, das mögen auch unsere Mitesser im Mund, nämlich Zucker. Ein entscheidender Faktor bei der Kariesentstehung ist die häufige Zufuhr vergärbarer Kohlenhydrate. Saccharose, Glukose, Fruktose, Laktose und Stärke sind das Lebenselexier der Kariesbakterien. Sie bauen den Zucker ab, verstoffwechseln ihn und produzieren dabei Säuren. Ein besonderer »Leckerbissen« für die ungebetenen Gäste ist die Saccharose. Sie ist hochlöslich und spaltet sich in zwei Monozucker (Glukose und Fruktose), die von den Bakterienzellen leicht aufgenommen werden können. Rohe Stärke, wie sie in Pflanzen vorkommt, mögen die Bakterien weniger, weil ihre Moleküle zu groß sind. Allerdings wird durch das Kochen eine Aufspaltung der großen Moleküle erreicht, sodass es den Bakterien möglich ist, gekochte, lösliche Stärke fast genauso gut zu verstoffwechseln wie Zucker.

Nicht der Gesamtzucker oder der Kohlenhydratgehalt der Nahrung führt zu einem erhöhten Kariesrisiko, sondern die häufige Zufuhr. Für die Zähne ist es also besser, eine große Tafel Schokolade auf einmal zu essen, als an einer Tafel den ganzen Tag zu naschen.

Durch die anaerobe Glykolyse, einen Vorgang, zu dem die Bakterien fähig sind, bilden sich Säuren, die bei entsprechend langer Einwirkzeit Mineralien aus der Zahnhartsubstanz herauslösen. Ist die Säureeinwirkung kurz, können die Speichelmineralien ihre Remineralisationsarbeit wieder aufnehmen. Dauert der Säureangriff jedoch zu lange und/oder ist er zu heftig, sind die Remineralisationsmechanismen überfordert und es entstehen irreversible Schmelzdefekte. Der kritische pH-Wert beträgt 5,2 bis 5,7 für den Schmelz und 6,2 bis 6,7 für das Dentin. Nachdem die anorganischen Substanzen des Zahnschmelzes aufgelöst sind, ist es für die Bakterien ein Leichtes, im relativ weichen Dentin durch enzymatische Auflösung der organischen Substanz ihr zerstörerisches Werk weiterzuführen. Die Zahnsubstanz ist nun rettungslos verloren und die Zunge fühlt ein Loch im Zahn.
Säuren sind auch in Fruchtsaftgetränken, Sportlergetränken, prickelndem Mineralwasser, Joghurt, Essig und Zitrusfrüchten

enthalten. Werden Zitrusfrüchte häufiger als zweimal täglich genossen, erhöht sich das Erosionsrisiko um das Dreißigfache. Zitronensaft hat einen pH-Wert von 2, Coca Cola einen pH-Wert von 2,5 und Apfelsaft einen pH-Wert von 3,4. Wer sich gesund ernährt und gleichzeitig eine exzessive Mundhygiene betreibt, eine falsche Putztechnik einsetzt und kosmetisch weißende Zahnpasten verwendet, riskiert eventuell Zahnerosionen. Auch chronisch saures Aufstoßen, Sodbrennen und häufiges, exzessives Erbrechen infolge einer Essstörung können zu Zahnerosionen führen.

Nicht zu verwechseln sind säurebedingte Erosionen mit keilförmigen Defekten durch mechanische Abnutzung der Zähne. Falsches horizontales Schrubben der Zähne mit harten Zahnbürsten und abrasiven Zahnpasten führt zu keilförmigen Defekten an der Schmelz-Zementgrenze. Diskutiert werden auch Fehlbelastungen durch Störkontakte und häufiges Zähneknirschen, die zu erhöhten Biegebelastungen der Zähne führen und Schmelzaussprengungen herbeiführen können.

**Laut Weltgesundheitsorganisation (WHO) ist Karies die am weitesten verbreitete Krankheit. Sie hat in den zivilisierten Ländern einen Verbreitungsgrad von fast 100 % erreicht.**

Entfernt man Plaque, die längere Zeit bestimmte Schmelzareale bedeckt hat, so entdeckt man häufig eine weißliche Veränderung an der Schmelzoberfläche. Der Schmelz ist dort leicht aufgeraut, aber seine Oberflächenkontinuität ist nicht unterbrochen. Die fortschreitende Demineralisation führt zur Entstehung bzw. Vergrößerung von Poren im Zahnschmelz. Die Poren entstehen wahrscheinlich durch Herauslösen von leicht säurelöslichem Karbonat. Wird die Demineralisation nicht unterbunden, entstehen irreparable Schäden mit Substanzdefekten im Schmelz und in weiterer Folge kommt es auch zu einer Dentinzerstörung. Wenn die Karies die Schmelzdentingrenze erreicht hat, unterminiert sie den Schmelz und wächst unter der Schmelzhülle unbemerkt weiter. Bricht dann der Schmelz darüber ein, hat man plötzlich an einer Stelle ein Loch. Werden die Ursachen nicht beseitigt, schreitet die Karies weiter voran. Die

Reaktion des Zahnnervs hängt von der bakteriellen Invasion im Dentin und der Geschwindigkeit, mit der die Karies fortschreitet, ab. Karies tut nicht weh, zumindest nicht im Anfangsstadium.

Einmal Karies, immer Karies? Wenn kariöse, schädliche Substanzen und Risikofaktoren beseitigt wurden und kariesprophylaktische Maßnahmen erfolgt sind, kann eine akute Karies in einigen Fällen zu einer ruhenden, trockenen Karies werden. Der Experte spricht von »arrested caries« oder »caries sicca«. Dieser Kariestyp ist dunkel pigmentiert und hart und zerstört den Zahn nicht weiter. Die reguläre Schmelz- und Dentinstruktur wird aber nicht wiederhergestellt.

Wissenschafter haben den Streptokokken mit einem Nasenspray den Kampf angesagt. Dieser soll durch die Abgabe von Antikörpern in den Speichel die Vermehrung der Bakterien verhindern. Behandelt werden damit Kleinkinder im Alter von etwa zwölf Monaten, wenn einige Milchzähne bereits vorhanden, aber noch nicht mit Streptokokken besiedelt sind. An einer Impfung zur Anregung der Produktion von Antikörpern wird ebenfalls gearbeitet. Allerdings stellt sich hier die Frage, ob sich so eine Impfung auch lohnt, weil Karies keine lebensbedrohende Erkrankung darstellt.

**Wie lässt sich Karies vermeiden?**

- Essen Sie wenig zuckerhaltige Nahrungsmittel!
- Essen Sie wenige Snacks zwischen den Mahlzeiten!
- Vermeiden Sie Lebensmittel mit vielen Kohlenhydraten wie Chips, Pizza oder Weizenprodukte, da ihre Kohlenhydrate zu Säure verstoffwechselt werden!
- Nehmen Sie viel Kalzium zu sich, da Kalzium die Zahnoberfläche stärkt!
- Trinken Sie ausreichend Wasser!
- Putzen Sie Ihre Zähne zweimal täglich mit einer fluoridhaltigen Zahncreme! Fluorid macht die Zahnoberflächen härter.
- Benutzen Sie regelmäßig Zahnseide! Diese ist vor allem für die Zwischenräume von schief stehenden Zähnen wichtig.
- Gehen Sie mindestens zweimal im Jahr zum Zahnarzt!
- Gehen Sie ein- bis zweimal jährlich zur Mundhygiene!

Der Zahnarzt erkennt den von Karies befallenen Zahn durch die veränderte Farbe mit freiem Auge, im Röntgen, durch veränderte Transparenz im Durchlicht, durch eine spezielle Anfärbemethode mit Kariesindikatoren und durch die Prüfung der Zahnhärte mit der zahnärztlichen Sonde. Dieses von den Patienten so wenig geschätzte »Zahnhäkchen« ist für den Zahnarzt ein wichtiges diagnostisches Hilfsmittel. Während gesunde Zahnsubstanz hart ist und einen klirrenden Klang gibt, wenn dieses Häkchen daran schabt, klingt kariöses Dentin nicht und die Sonde sinkt ein. Man kann krankes Zahngewebe sogar mit einem kleinen löffelförmigen Schaber (Excavator) auslöffeln und auf diese Art und Weise reinigen. Lasern ist eine Alternative zum Bohren. Es tut nicht weh, hat aber seine Tücken und kostet Geld. Durch das konzentrierte, gebündelte Licht können die harte Zahnsubstanz schmerzfrei entfernt, Zahnschmelz gehärtet und offene Kanäle im Dentin verschlossen werden. Das energiegeladene Licht (bis zu 10.000 Lichtimpulse pro Sekunde) entfernt die kranke Zahnsubstanz und erhält die gesunde. Danach wird die Zahnoberfläche mit dem Laser aufgeraut und das Loch mit dem gewünschten Füllmaterial verschlossen. Lasern dauert jedoch länger. Bei unsachgemäßer Anwendung kann sich das Zahngewebe überhitzen und der Nerv irreversiblen Schaden nehmen. Außerdem kann Laser weder Amalgam noch Gold durchdringen, wofür wieder der herkömmliche Bohrer herhalten muss.

## Unser Mund - ein intimer Bereich

Mundhygiene ist ein Teil der Körperhygiene und sollte von Jung bis Alt selbstverständlich sein. Etwa 1.000 Mikrobenarten befinden sich im Mundraum, 600 sind bis dato identifiziert worden. Der Mensch hat im Mund mehr Bakterien als im After. Grob gesprochen, unterscheidet man zwischen aeroben und anaeroben Bakterienstämmen sowie Mischformen. Viele davon sind nützlich und haben eine Abwehrfunktion, manche sind aber gefährlich und nicht zu unterschätzen. Jeder Mensch hat ein anderes Milieu in seinem Mund.

Wenn man bedenkt, dass 1 Milliliter Speichel ungefähr 10 Millionen Bakterien enthält, ahnt man vielleicht, wie wichtig das Zähneputzen bzw. das Ausspülen des Mundraums am Abend vor dem Schlafen ist. Wer kennt nicht das Gefühl einer belegten Zunge am Morgen oder wenn man einige Stunden nicht die Zähne geputzt hat? Der weiche, weißliche oder gelbliche Belag auf der Zunge bildet sich aus eiweißhaltigen Ablagerungen des Speichels und Bakterien.

Lippen, Wangen, Kiefergelenk, Kaumuskulatur, Zähne und Zunge umschließen die Mundhöhle. Ihr Zusammenspiel prägt unser Aussehen, die Mimik, das Lachen, aber auch den Klang unserer Stimme. Da jeder Teil den anderen beeinflusst, hat jede auch noch so kleine Veränderung eine andere Veränderung zur Folge.

Zum Saugen, Beißen, Schmecken, Kauen, Sprechen und Küssen brauchen wir unseren Mund. Und er hat auch eine zentrale Bedeutung für die Verarbeitung emotionaler Geschehnisse. Unter Stress spannen wir die Muskulatur an und verkrampfen uns. Dies gilt nicht nur für die Nacken-, Schulter- und Rückenmuskulatur, sondern auch für die Gesichts- und Kiefermuskeln. Wir schütten Stresshormone aus und aktivieren unser Immunsystem. Ist dieses aufgrund von Überbelastung geschwächt, reagiert unser Körper mit Entzündungen in einzelnen Organen sowie mit Infekten, Erschöpfung und Burnout. Die Zähne und der Kopf können nicht für den Stress verantwortlich gemacht werden, sie sind lediglich der Austragungsort für diese Beschwerden.

## Wofür ist Speichel gut?

Wir brauchen den Speichel, um Nahrung einzuspeicheln und sie für den Organismus aufzuschließen. Im Speichel befinden sich die ersten wichtigen Verdauungsenzyme, weshalb das langsame Kauen notwendig ist, ehe der Nahrungsbrei den Mundraum verlässt. Die optimale Zerkleinerung der Nahrung im Mund ist Voraussetzung für eine gute Verdauung. Immerhin schlucken wir bis zu 2.000-mal pro Tag. Wenn man nicht genug »Spucke« hat, tut man sich sowohl beim Essen als auch beim Sprechen sehr schwer.

Zuständig für die Speichelproduktion sind die Speicheldrüsen – die Ohrspeicheldrüse, die Unterkiefer- und die Unterzungenspeicheldrüse. Wie der Name schon verrät, befinden sich die paarig angelegten, etwa 20 bis 30 Gramm schweren Ohrspeicheldrüsen vor und unter den Ohren. Sie sind die größten Speicheldrüsen und produzieren Primärspeichel, also flüssigen Speichel ohne schleimige Anteile, während die beiden anderen Drüsen neben flüssigem auch schleimiges Sekret absondern. Die Magen- und Darmnerven stimulieren die Speichelproduktion schon beim ersten Kontakt mit der Nahrung oder nur beim Anblick derselben. In manchen Fällen genügt der Gedanke an ein leckeres Essen oder an das Hineinbeißen in eine Zitrone für eine verstärkte Speichelproduktion im Mund, während bei Nervosität der Speichel »verloren geht«. Es ist das vegetative Nervensystem, das hier mit den Speicheldrüsen »kommuniziert« und zu diesen Reaktionen führt. Wir produzieren etwa einen halben Liter Speichel täglich, manchmal sogar wesentlich mehr. Diese Produktion ist von der Tageszeit abhängig und wird von psychischen und physischen Faktoren sowie von Umweltfaktoren gesteuert. Angeregt wird der Speichelfluss durch Kautätigkeit und Reizung der Geschmacksrezeptoren (»Mir rinnt das Wasser im Mund zusammen!«). Ältere Menschen produzieren in der Regel weniger Speichel. Auch manche Medikamente und Allgemeinerkrankungen wie Diabetes mellitus können zu einer Verminderung des Speichelflusses führen.

Ausreichendes Trinken wird auch für Babys und Kleinkinder empfohlen. Allerdings führt der unkontrollierte Zugang zur Wasserflasche im Sinne des Dauernuckelns zur Verdünnung des Speichels, der dann seine antikariogene Wirkung nicht mehr ungehemmt entfalten kann.

Speichel besteht zu 99 % aus Wasser sowie aus anorganischen und organischen Substanzen, deren Konzentration individuell variiert. Die wichtigsten anorganischen Bestandteile sind Natrium, Kalium, Kalzium, Phosphat, Magnesium, Fluorid sowie einige andere Mineralien. Diese Mineralien aus dem Speichel können sich nach einem Säureangriff auf den Zahnschmelz wieder in den Zahn einlagern und so Karies im Anfangsstadium »heilen«. Speichel besitzt auch wichtige Puffersysteme wie den Bikarbonatpuffer. Dieser wirkt wie ein Schutzschild, weil er beim Kauen den pH-Wert des Speichels in den basischen Bereich ansteigen lässt und damit die Kariessäuren neutralisiert bzw. den Zeitraum verlängert, in dem die Speichelmineralien die Remineralisation am Zahnschmelz durchführen können. Da in der Nacht weniger Speichel produziert wird und Säuren eine ätzende Wirkung haben, ist das Zähneputzen vor dem Schlafengehen so wichtig.

Speichel enthält aber nicht nur Mineralstoffe, sondern auch wichtige Verdauungsenzyme sowie schmerzstillende Opioide, also antibakterielle und wundheilende Substanzen. Landläufig ist bekannt, dass »Spucke« den Juckreiz nach Gelsenstichen hemmt. Das ist zurückzuführen auf das im Speichel vorhandene Histatin, das der Wundheilung dient und juckreizstillend wirkt. Eine Wunde im Mundbereich infiziert sich üblicherweise nicht wie eine an der Hautoberfläche, obwohl sich in der warmen, feuchten Mundhöhle verschiedene Arten von Mikroorganismen wie Bakterien und Pilze befinden.

**Speichel ist leicht sauer, sein pH-Wert liegt zwischen 6,5 und 6,9. Werden die Drüsen angeregt, wird der Speichel basisch und hat einen pH-Wert zwischen 7,2 und 8.**

Der pH-Wert im Mund ändert sich, er ist abhängig von den Mahlzeiten und pendelt zwischen neutral, schwach sauer und stark sauer. Nach dem Genuss von zucker- und säurehaltigen Nahrungsmitteln liegt der pH-Wert vorübergehend im stark sauren Bereich, während er in der nahrungsfreien Zeit neutral bis schwach sauer ist. Da es in der Regel etwa 30 Minuten dauert, bis der mineralstoffhaltige Speichel die Zähne ausreichend umspült und wieder remineralisiert hat, sollte man in dieser Zeit auf das Zähneputzen verzichten. Der durch die Säure aufgeweichte Zahnschmelz würde dadurch zerstört werden. Um den pH-Wert im Mund rascher zu neutralisieren, empfiehlt es sich, nach dem Genuss von Fruchtsäften oder Limonaden etwas Wasser zu trinken.

## Was die Zunge alles zu tun und sagen hat

Umgeben von den Zähnen liegt die Zunge, auch Lingua oder Glossa genannt. Sie befindet sich in der Mundhöhle unter dem Gaumen und ist mit Schleimhaut überzogen. Im Idealfall ist die Zunge gut durchblutet, hat keine Zungenbeläge, ist mattrosa, feucht und leicht aufgeraut. Zungenkörper, Zungenspitze und Zungenwurzel (Zungengrund) sind die Bestandteile der Zunge. Die Geschmacksknospen bzw. Papillen auf der Zungenoberfläche bieten vielen Mikroorganismen eine ideale Lebensgrundlage, denn das Milieu im Mund ist feucht, warm und nahrhaft.

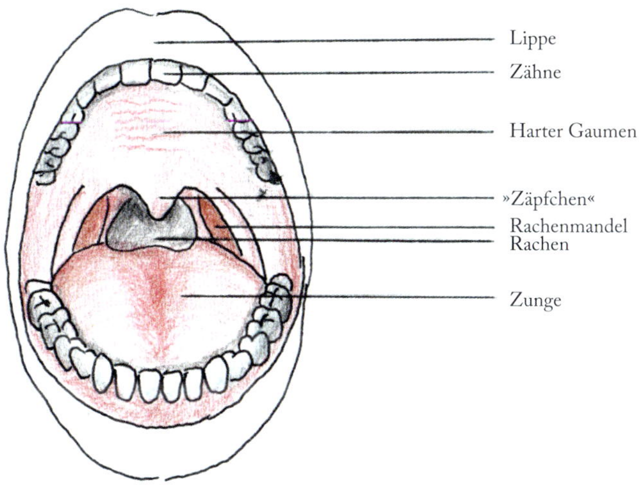


*Aufbau der Mundhöhle*

Unsere Zunge sorgt für Bewegung im Mundraum. Durch ihre Saug- und Kaubewegungen wird aufgenommene Nahrung zerkleinert und eingespeichelt und sobald schluckbare Bissen geformt sind, werden diese weiter in den Rachen geschoben. Noch bevor die Nahrung mithilfe der Zunge geschluckt wird, darf diese sich an einem »Geschmackserlebnis« erfreuen. Sie unterscheidet vier Geschmacksrichtungen, nämlich süß, sauer, bitter und salzig. Umami gilt als fünfte Geschmacksrichtung, die den Geschmack

von Glutamat beschreibt. Die Zunge hat keine festen Geschmackszonen, sondern lediglich Bereiche, wo bestimmte Geschmacksempfindungen intensiver wahrgenommen werden. Die Annahme, dass die Geschmacksempfindungen bestimmten lokalen Bereichen auf der Zunge zugeordnet sind, ist auf einen Interpretationsfehler einer Studie aus dem Jahr 1901 zurückzuführen.
Als diese Arbeit Anfang der 40er-Jahre ins Englische übersetzt wurde, stellte es sich jedoch anders dar. Inzwischen weiß man, dass sich im Zentrum der Zunge weniger Geschmacksrezeptoren befinden als am Rand. Außerdem sind die Rezeptoren für die verschiedenen Geschmacksqualitäten auf der Zunge ungefähr gleich verteilt. Das gilt auch für die Umamirezeptoren, deren Geschmack erst in den letzten Jahren an Bekanntheit gewonnen hat. Dieser Irrtum bzw. Mythos, dass verschiedene Geschmacksrichtungen auf der Zunge an unterschiedlichen Orten wahrgenommen werden, hat sich allerdings sehr lange gehalten.
Wir haben zwischen 2.000 und 4.000 Geschmacksknospen auf der Zunge. Beobachtungen haben ergeben, dass jede Geschmacksknospe für mehrere, meist für alle Grundgeschmacksrichtungen empfindlich ist. Im Alter kann dieses Geschmacksempfinden nachlassen, weil die Sinneszellen weniger sensibel reagieren und die Anzahl der Geschmacksknospen abnimmt.
Eine funktionsfähige Zunge untersucht beim Essen mithilfe ihrer feinen Geschmacks- und Tastsensoren den Speisebrei, prüft, ob ausreichend gekaut wird und ob kleine Teilchen (Gräten, Steinchen etc.) weitertransportiert werden sollen oder nicht. Außerdem ist sie ein Sensorium für Hitze und Kälte und befreit nach dem Essen die Zähne, die Zahnzwischenräume und den Gaumen von Speiseresten.
Wie wichtig die Zunge ist, zeigt sich, wenn sie stark belegt, viel zu kurz oder sehr angeschwollen ist. Unter diesen Umständen lässt es sich schwerer sprechen und auch das Schlucken ist behindert.
Außerdem kann Zungenbelag Mundgeruch, Parodontitis, Karies und Erkrankungen der Schleimhaut verursachen und fördern, aber auch Rückschlüsse auf andere Erkrankungen zulassen. Mittels Zungendiagnostik, der sich die Traditionelle Chinesische Medizin bedient, lassen sich (viele) Krankheiten ablesen.

Je nach Farbe des Zungenbelages können unterschiedliche Erkrankungen diagnostiziert werden:

» Ein dicker, weißer Belag deutet meist auf Magen-Darm-Probleme hin, kann aber auch im Rahmen einer Erkältung auftreten. Zeigt sich weißer Belag rechts und links der Mittelrinne, kann dies auf eine Störung der Bauchspeicheldrüse hinweisen.
» Gelblicher Zungenbelag deutet auf eine Pilzinfektion hin. Die Zunge fühlt sich dann pelzig an. Ein kräftig gelber Belag könnte auch auf eine Störung der Galle oder der Leber aufmerksam machen.
» Roter Zungenbelag (Himbeerzunge): Bei Infektionskrankheiten wie Scharlach ist die Zunge himbeerrot und leicht verdickt. Roter Zungenbelag kann aber auch auf Erkrankungen des Magen-Darm-Traktes, der Leber oder des Herzens hindeuten, wenn über Kopf-, Bauch- und Rippenschmerzen geklagt wird. Wenn die »rote« Zunge auch noch brennt, kann das Zeichen einer Zungenentzündung sein.
» Ein brauner Zungenbelag muss nicht gleich Sorge bereiten, denn Kaffee, Tee oder andere Genussmittel können dazu führen. Er kann aber auch durch Störungen im Darmbereich ausgelöst werden. Wenn die »bräunliche« Zunge zusätzlich geschwollen ist, muss an eine Nierenschwäche gedacht werden.
» Grauer Zungenbelag kann auf einen Eisenmangel oder eine Blutarmut hindeuten.
» Eine »Haarzunge«, also eine Zunge mit schwarzem Belag, kommt durch eine Veränderung der Zungenpapillen, die dann wie behaart aussehen, zustande. Ursächlich kann eine Antibiotikabehandlung sein. Es muss jedoch auch an ernsthafte Erkrankungen gedacht werden, die mit einer deutlichen Schwächung des Immunsystems einhergehen.

»Haare auf den Zahnen haben«

*Wenn eine Frau Haare auf den Zähnen hat, handelt es sich um eine streitsüchtige und bissige Person. Früher stand eine starke Behaarung für große Männlichkeit, für Kraft und Mut. Sind Stellen behaart, die normalerweise haarlos sind (z. B. die Zähne), dann sind diese Eigenschaften besonders ausgeprägt.*

### Tipps für eine gesunde Zunge

- Kontrollieren Sie regelmäßig Ihre Zunge! Überprüfen Sie den Zustand der Zunge am besten am Morgen gleich nach dem Aufstehen, noch bevor Sie etwas getrunken haben. Schauen Sie dabei auf Farbe und Form der Zunge!
- Reinigen Sie regelmäßig Ihre Zunge, vor allem die hinteren Zungenteile, mit einer Zahnbürste oder einem speziellen Zungenschaber (der Würgereflex ist geringer)!
- Falls Sie Veränderungen an Ihrer Zunge feststellen, suchen Sie einen Allgemeinmediziner oder Zahnarzt auf!

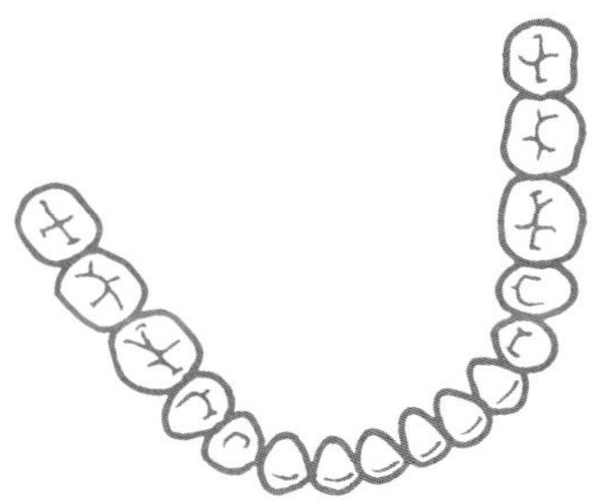

# Gesunde Zähne für selbstbewusstes Auftreten

# Gesunde Zähne für selbstbewusstes Auftreten

Gesunde Zähne sind keine Selbstverständlichkeit. Sie müssen beim Essen und Sprechen ihre Funktion erfüllen und können im sozialen und beruflichen Kontext über Sieg oder Niederlage, Annahme oder Ablehnung entscheiden. Ein strahlend weißes Lächeln für mehr Erfolg im Leben?
Schöne Zähne, d. h. weiße und gerade Zähne, sind vielen Menschen ein großes Anliegen und befinden sich auf Platz eins auf der Skala der wichtigsten Schönheitsmerkmale.

## Schöne Zähne als gesellschaftlicher Anspruch

Schöne Zähne sind ein Symbol für Gesundheit, Lebensfreude und Attraktivität. Aber nur wenige Menschen haben das Glück, schöne, gesunde und von Natur aus weiße Zähne zu haben. Damit ausgestattet zu sein, heißt außerdem nicht, diesen optimalen Zustand auch erhalten zu können, denn auch Zähne altern und verändern sich. Sie verändern nicht nur ihre Form, ihre Stellung zu anderen Zähnen, ihren Zustand (die Zahnsubstanz), sondern auch ihre Farbe. Vor allem Letzteres ist auf bestimmte Ernährungs- bzw. Trinkgewohnheiten und schlechte Angewohnheiten zurückzuführen. Der häufige Genuss von Kaffee, schwarzem Tee oder Nikotin, aber auch von Rotwein ist für die unschönen Verfärbungen der Zähne verantwortlich. Dieser Zustand lässt sich jedoch verbessern: einerseits durch eine gute eigene Zahnhygiene, anderseits durch schmerz- und nebenwirkungsfreie Bleichverfahren (»Bleaching«). So kann strahlendes Lächeln (zurück-)gewonnen werden.

**Der Wunsch nach weißen Zähnen ist in unserer Gesellschaft verankert. Die Zahnindustrie und der Zahnarzt haben darauf reagiert und können diesem nachkommen.**

Der Anspruch an unsere Zähne ist gestiegen. Die Zähne und der Zahnersatz müssen nicht nur gut passen und halten – das ist schon fast Grundvoraussetzung –, es ist die Ästhetik, die zunehmend wichtiger geworden ist.

Schönheit ist seit Menschengedenken ein Thema, auch wenn die Anforderungen an Schönheit stets einem Wandel unterworfen sind. Unzählige Dinge des täglichen Lebens findet man in einem bestimmten Verhältnis von Länge zu Breite vor, nämlich konkret in einem Verhältnis von 1 : 1,618. Schon der Tempel auf der Akropolis, der Parthenon, wurde nach diesem Kriterium, dem sogenannten Goldenen Schnitt, erbaut und bei vielen anderen Bauwerken wurde ebenfalls darauf achtgegeben. Der Goldene Schnitt findet sich überall dort, wo man Schönheit zum Ausdruck bringen möchte – in der Kunst sowie in heiligen Stätten und Tempeln.

Bei genauer Beobachtung wird sichtbar, dass auch beim Menschen die Proportionen des Goldenen Schnitts zu finden sind. Während der vertikale Aufbau des menschlichen Körpers den Proportionen des Goldenen Schnitts entspricht, folgt seine horizontale Gliederung dem Prinzip der Symmetrie. Es ist der Goldene Schnitt, der auf eindrückliche Art und Weise das Prinzip der Symmetrie mit dem der Asymmetrie verbindet. Das zeigte sich schon vor einer Million Jahren, als der Homo erectus bestimmte Proportionen in seinen Steinkeilen bevorzugte. Nur gab es damals weder Maß- noch Zahlensysteme, nach denen er sich richten konnte. Daraus lässt sich schließen, dass die Verhältnismäßigkeiten des Goldenen Schnitts schon in der frühen Menschheitsgeschichte empfunden wurden. Die Vorliebe für diese Goldene Proportion ist also eine unbewusste. Der Goldene Schnitt ist demnach keine bewusste Erfindung des Menschen, sondern beruht auf einem ursprünglichen, allgemeingültigen ästhetischen Empfinden.

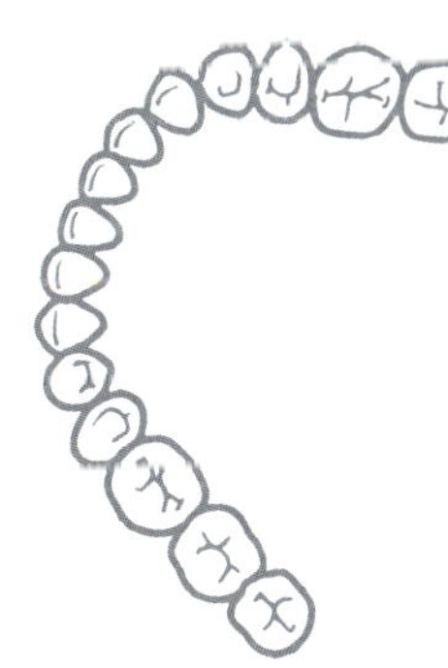

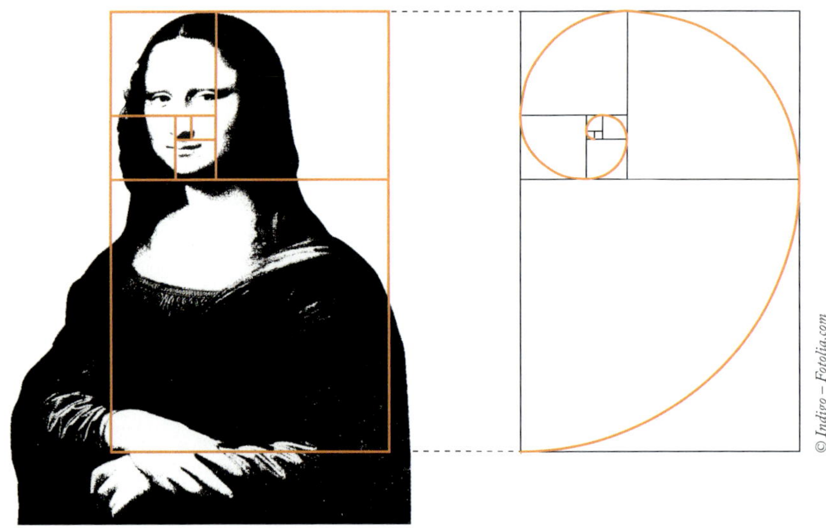


*Der Goldene Schnitt am Beispiel der Mona Lisa von Leonardo da Vinci*

Schon vor 2.500 Jahren versuchten die Pythagoreer, eine Gruppe von Mathematikern und Philosophen, Schönheit mithilfe von Zahlen zu bewerten. Die Idee einer »Formel der Schönheit« erreichte in der Renaissance ihre Hochblüte und Genies wie Albrecht Dürer oder Leonardo da Vinci zerbrachen sich darüber den Kopf – damals noch ohne Erfolg. Heute aber verfügen wir dank Computerprogrammen, der Statistik und der Psychologie über eine mathematische Schönheitsformel, die die Attraktivität von Frauenkörpern berechnen kann. Weitere Formeln sind in Arbeit. Dass die eigentliche Schönheit von innen kommt, ist ein anderes Thema, das hier nicht weiter besprochen werden kann.

Tatsache ist, dass das Gesicht eines Menschen ästhetisch umso ansprechender wirkt, je mehr Proportionen in seinem Gesicht zueinander im Verhältnis des Goldenen Schnitts stehen. Die zumeist sehr rasche Bewertung eines Menschen und seiner »Schönheit« läuft in der Regel unbewusst ab. Beim ersten Eindruck geht es nicht nur um den Gesamteindruck, sondern auch um die Verhältnisse der Augen zur Nase, der Nase zum Untergesicht, der Oberlippe zur Unterlippe sowie um die Frontzähne. Das beschriebene Zusammenspiel von Symmetrie in der horizontalen und von Asymmetrie in der vertikalen Ebene zeigt sich nämlich auch an unseren Zähnen. Breite und Länge der ersten beiden oberen Schneidezähne stehen in einem Verhältnis von 1 : 1,618. Betrachtet man Schönheitsmodels etwas genauer, wird man erkennen, dass vieles bei ihnen den Proportionen des Goldenen Schnitts entspricht. Das betrifft zusätzlich zu den bereits erwähnten Merkmalen auch das Verhältnis der Augenbreite zur Mundbreite sowie der Breite der Nase zur Breite des Mundes und vieles mehr.

Was man als schön empfindet, wird unterschiedlich wahrgenommen und ist daher Ausdruck subjektiven Empfindens. Während beispielsweise die Einen die Zahnlücke (Diastema) zwischen den mittleren oberen Schneidezähnen sexy finden, wird sie von anderen als störend wahrgenommen. Trotzdem belegen Studien der Attraktivitätsforschung, dass es hinsichtlich der empfundenen Schönheit eines Gesichts oder einer Figur durchaus große Übereinstimmungen zwischen den verschiedenen Betrachtern gibt. Schön ist in dieser Hinsicht tatsächlich, was die breite Masse als schön empfindet. Kritisch betrachtet handelt es sich hierbei um einen »Massengeschmack«, der nicht immer mit den persönlichen Vorlieben übereinstimmen muss.

## Weiße Zähne um jeden Preis?

Schönheit hat viele Gesichter. Ihnen allen gemein sind aber weiße Zähne. Das Lächeln wirkt damit strahlender und beim ersten Eindruck kann man mit ihnen punkten. Da man außerdem mit strahlend weißen Zähnen gesünder und vitaler aussieht, greifen immer mehr Menschen zu zahnaufhellenden Maßnahmen. Der Markt ist voll mit diversen Bleaching-Produkten, die strahlend weiße Zähne versprechen. Doch was ist dabei zu beachten, und ist professionelles Bleaching beim Zahnarzt besser oder nur teurer?

Die natürliche Farbe der Zähne ist von Mensch zu Mensch unterschiedlich und genetisch bedingt. Auch Kleinkinder haben nicht immer von Natur aus weiße (Milch-)Zähne. Die Farbe der Zähne verändert sich im Laufe des Lebens, nicht nur bedingt durch den Alterungsprozess, sondern auch durch unseren Lebensstil.

Zu hoher Kaffeekonsum, das Nikotin von Zigaretten, das Tannin vom Rotwein, falsches Putzen, die Nebenwirkungen von Medikamenten sowie Fluoride färben die Zähne. Mit der Zeit verlieren sie ihre Helligkeit, werden gelb und fleckig und bilden einen unschönen Schleier auf ihren Oberflächen. Schlechte Füllungen und abrasierte Schneidekanten können ebenfalls für scheinbare Flecken der Zähne verantwortlich gemacht werden.

Bevor man zu Bleichmitteln greift, sollte man immer sicherstellen, dass es sich tatsächlich um Verfärbungen und nicht nur um Beläge handelt. Viele Lebensmittelrückstände lagern sich auf der Zahnoberfläche ab und können durch eine professionelle Zahnreinigung entfernt werden. Mit einer Aufhellungsmethode dringt man hingegen wesentlich tiefer in den Zahn vor und entfernt die farbgebenden Stoffe, die im Zahnschmelz und Dentin lagern. Wichtig vor jedem Bleaching ist deshalb eine professionelle Zahnreinigung, bei der die Oberfläche der Zähne von Unreinheiten befreit wird, die sich mit der normalen Zahnpflege nicht beseitigen lassen. Bereits mit einer guten professionellen Zahnreinigung lassen sich Zähne optisch aufhellen, wodurch sie wieder strahlend wirken.

Den Wunsch nach weiß(er)en Zähnen haben viele Menschen. Während man in früheren Jahren Ziegenmilch, unterschiedliche Säuren und Tinkturen zur Aufhellung verwendete, sind seit etwa 20 Jahren Präparate mit Wasserstoffperoxid im Einsatz, mit denen Farbpigmente auf den Zähnen reduziert werden können.

Es gibt verschiedene Bleaching-Verfahren: Für das »Home-Bleaching«, das Bleichen der Zähne zu Hause, werden vom Zahnarzt Plastikschienen angefertigt, die mit einem bestimmten Gel gefüllt werden und in der Nacht (mindestens zwei Stunden lang) getragen werden. Die Präparate enthalten zwischen 6,5 % und 22 % Peroxid. Diese Aufhellungsgels sollten nicht verschluckt werden, da sie sonst zu Schleimhautirritationen und Problemen im Mund- und Rachenbereich sowie in weiterer Folge im Magentrakt führen können. Da man während der 14-tägigen Behandlung für ein optimales Ergebnis auf den Konsum von Kaffee, schwarzem Tee, Rotwein und Nikotin verzichten sollte, ist die Compliance der Anwender zumeist nicht besonders hoch. Das »In-Office-Bleaching« findet direkt beim Zahnarzt statt. Bevor das Bleichmittel aus etwa 35 % Peroxid aufgetragen wird, werden das Zahnfleisch und die Stellen ohne Verfärbungen abgedeckt. Das »Walking-Bleaching« dient dem Bleichen von verfärbten, wurzelbehandelten Einzelzähnen. Der Zahnarzt füllt das Bleichmaterial durch eine kleine Öffnung an der Hinterseite des Zahnes in einen Hohlraum ein, verschließt das Loch provisorisch und der Patient kann die Praxis verlassen. Nach einer definierten Einwirkungszeit wird das Bleichmittel durch ein neues ersetzt oder entfernt. Dieser Vorgang wird solange wiederholt, bis das gewünschte Ergebnis, also die gewünschte Farbe erreicht ist. Doch immer mehr Menschen verwenden peroxidhaltige Zahnpasten oder Gels aus den Drogeriemärkten und versuchen in Eigenregie, ihren Zähnen einen weißen Glanz zu geben. Hände weg von altbekannten Hausmitteln wie der Verwendung von Backpulver und Zitrone zur Aufhellung der Zähne! Das Ergebnis ist nicht von Dauer, die im Backpulver enthaltenen Säuren schaden den Zähnen jedoch dauerhaft.

Das Bleichen, auch »Bleaching« genannt, sollte man einem Experten überlassen, um die Zahnsubstanz nicht zu schädigen. Außerdem ist das Bleaching-Ergebnis beim Zahnarzt aufgrund seiner besseren Methoden und Mittel auch besser.

Bleaching-Methoden sind umstritten und nicht ganz ungefährlich für die Zähne. Nicht jeder Mensch verträgt Zahn aufhellende Mittel, manche reagieren mit Schmerzen und entwickeln Empfindlichkeitsreaktionen auf Süßes und Saures sowie auf Kälte und Wärme. Doch das vergeht nach einiger Zeit wieder und ist nicht gefährlich. Verantwortlich dafür ist der pH-Wert der Aufhellungsmittel. Ist dieser zu niedrig, könnten die Zähne durch eine oberflächliche Aufrauung jedoch brüchig werden.
Was vielen außerdem nicht bekannt ist, was man aber vor einem Bleaching wissen sollte, ist, dass Brücken, Kronen und Zahnfüllungen durch ein Bleaching in der Farbe nicht verändert werden. Da sie nach dem Bleichen im Vergleich zu den anderen Zähnen mitunter um einige Farbnuancen dunkler erscheinen können, sollte man

sich diesen Eingriff vorher gut überlegen und eventuell nach dem Bleaching den Zahnersatz farblich den »sauberen« Zähnen anpassen. Dafür müssen die Brücken, Kronen und Füllungen ersetzt werden, und das hat seinen Preis.
Ein weiteres Risiko ist, dass Bleichmittel mit einer hohen Peroxidkonzentration (über 30 %) den Zahnschmelz angreifen können. Wenn die Zahnfüllungen nicht perfekt sitzen oder aufgrund des Alters nicht mehr dicht sind, kann das »scharfe« Gel sehr tief in den Zahn hineinwandern und zu Nervenreizungen führen.

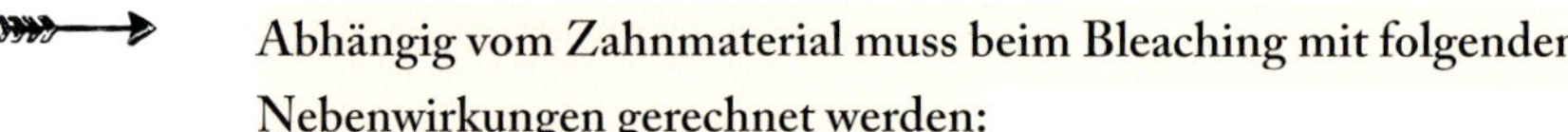

**Abhängig vom Zahnmaterial muss beim Bleaching mit folgenden Nebenwirkungen gerechnet werden:**

- schmerzempfindliche Zähne
- aufgeweichter Zahnschmelz
- partieller Zahnbruch

Leider hält der Effekt des Bleachings nicht für immer. Abhängig von den Lebensgewohnheiten, d. h. ob Raucher oder Nicht-Raucher, Kaffee- oder (Kräuter-)Teetrinker, Rotwein- oder Wassertrinker, bilden sich nach einem Bleaching wieder Beläge. Diese können schon wenige Monate danach oder erst nach ein bis zwei Jahren wieder sichtbar werden.

## Gerade Zähne - eine Frage der Ästhetik oder der Funktionalität?

Die Ansprüche der Menschen an die Zahnmedizin sind gestiegen. Die Zähne sollen nicht nur schön weiß, sondern auch gerade sein. Es geht also in erster Linie um die Optik und das äußere Erscheinungsbild. Bei einem gesunden, ebenmäßigen Gebiss sind die Zähne symmetrisch, die Schneide-zähne greifen wie eine Schere ineinander und die hinteren Backenzähne passen für ein optimales Kauen perfekt aufeinander. Stehen die Zähne nicht im richtigen Verhältnis zueinander oder passen Ober- und Unterkiefer nicht optimal zueinander, spricht man von Kieferfehlstellungen (Okklusionsstörungen). Diese können für das Auge störend sein.

Kieferfehlstellungen sind aber nicht nur eine Frage der Ästhetik. Wir brauchen die Zähne nicht nur zum Kauen, sondern auch zum Sprechen, Saugen, Schlucken und Atmen. Da diese wichtigen Grundfunktionen uneingeschränkt möglich sein müssen und optimal aufeinander abgestimmt sein sollten, kommt es in der Zahnheilkunde nicht in erster Linie auf die Ästhetik, sondern vielmehr auf die Funktionalität an. Denn ist nur eine dieser Funktionen wie etwa das Schlucken gestört, wirkt sich das schon auf das Sprechen und das Atmen aus. Kieferorthopädische Behandlungen haben sowohl funktionale als auch ästhetische Indikationen. Eine richtige Positionierung der
Kiefer und eine gute Zahnstellung mit entsprechender Verzahnung sind eine notwendige Voraussetzung für ein harmonisches Zusammenspiel beim Sprechen, Kauen und Schlucken sowie für einen korrekten Mundschluss und eine optimale Atmung.

Die Zähne verändern nicht nur ihr äußeres Erscheinungsbild, sprich ihre Farbe, Größe und Oberfläche, sondern auch ihre Position. Zähne bewegen sich ein Leben lang, können kippen, drängeln oder wandern. Sie wandern tendenziell zur Körpermitte bzw. zur Mitte des Gebisses (»mesialer Drift«). Die Zähne sind zwar im Kieferknochen verankert, aber doch bis zu einem gewissen Grad beweglich. Diese Form der Beweglichkeit wird in der Kieferorthopädie genützt, um Zähne in die richtige Position zu bringen und keine Okklusionsstörungen entstehen zu lassen. Sobald Zähne zu wandern beginnen, muss ihnen entsprechende Aufmerksamkeit geschenkt werden. Ab dem zwanzigsten Lebensjahr haben die Zähne die Tendenz, enger zusammenzurücken (tertiärer Engstand). Als Ursache dafür kann eine Zunahme des Lippendrucks und der Gesichtsmuskulatur genannt werden.

Allerdings können umgekehrt Parodontose und Osteoporose zu einer Lockerung und einer Lückenbildung zwischen den Zähnen führen. Die Zahnstellung sollte deshalb regelmäßig kontrolliert werden, um rechtzeitig Sekundärschäden zu vermeiden. Zähne, die beispielsweise zu eng aneinander oder verschachtelt stehen, sind schwerer zu reinigen und daher anfälliger für Karies und Parodontose, selbst bei guter Zahn- und Mundhygiene.

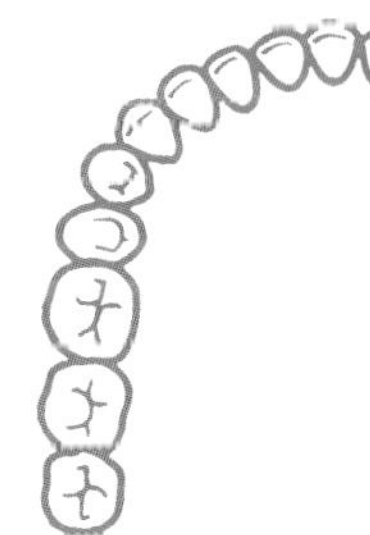

Vorbiss, Rückbiss, Deckbiss, Kreuzbiss, Engstand, Protrusion, offener Biss oder Zahnlücken – Zahnfehlstellungen gibt es viele. Wir wollen hier nicht im Detail auf sie eingehen, sondern lediglich aufzeigen, welche Folgen diese Dysgnathien (Fehlbisse), die sowohl isoliert als auch in Kombination auftreten, für die Zahngesundheit haben können.

**Folgen von Fehlbissen und Zahnfehlstellungen:**

- Kiefergelenksprobleme
- Verletzung des Gaumens und der Gaumenschleimhaut
- Abnützung der Zahnsubstanz
- abgekaute Zahnkronen
- Kollaps der Zahnbögen, weil sich die Zähne nicht mehr gegenseitig abstützen können
- Zahnfleischentzündungen
- Parodontose (Zahnfleischrückgang)
- (übermäßige) Kariesbildung
- Wanderung der Zähne
- Veränderung der Gesichtsform

Die ideale Zahnstellung lässt sich auch am Gesichtsprofil, ohne auf die Zähne zu schauen, erkennen. Diese ist – und hier kommen wir wieder auf die Optik zurück – ästhetisch ansprechend, zeigt keine Disharmonie und lässt einen Menschen attraktiver erscheinen. Regelmäßige Zahnreihen ermöglichen einerseits eine gute Reinigung der Zähne und helfen somit, Karies und Zahnfleischproblemen vorzubeugen, andererseits lässt sich mit einem schönen Gebiss strahlender und selbstsicherer lachen. Zahnfehlstellungen lassen sich auch noch im Alter mittels kieferorthopädischer und/oder kieferchirurgischer Interventionen korrigieren. Moderne Verfahren wie Lingualtechnik oder Invisalign® ermöglichen eine unsichtbare oder kaum sichtbare Korrektur schiefer Zähne.

Das Gesichtsprofil kann alleine mit einer Zahnspange nicht verändert werden. Dafür braucht man die Kieferchirurgie.

## Zum Sprechen braucht man Zähne

Wir brauchen die Zähne zum korrekten und verständlichen Sprechen. Die Buchstaben »D«, »N« und »T« könnten wir ohne unsere Zähne nur ganz schwer aussprechen. Deshalb werden diese Laute auch »Zahnlaute« genannt. Aber um sprechen zu können, braucht man mehr als nur Zähne, nämlich einen richtigen Sprechapparat, bestehend aus Mund, Lippen, Zunge, Zähnen und Hals. Auch die Atmung, das Gehirn, wo die Sprache gespeichert ist, und die Ohren zum Hören haben Einfluss auf das Sprechen.

Mit den Zähnen kommen bei Kleinkindern auch die ersten Laute. Mit einem vollständigen Milchgebiss können bereits alle Laute ausgesprochen werden. Für eine verständliche (Aus-)Sprache sind wir auf ein fein abgestimmtes Zusammenspiel von Zähnen, Kiefer, Lippen, Zunge und Wangen angewiesen. Zahlreiche Muskeln sind beteiligt, wenn wir beispielsweise »B« oder »P«, »D« oder »T« aussprechen. Im Idealfall herrscht im Mund ein ausgewogenes Verhältnis zwischen festen Strukturen (Kiefer, Zähne und Gaumen) und den umliegenden Muskelgruppen (Lippen, Zunge und Wangen).

**Eine aufrechte Körperhaltung sowie eine gerade Kopfhaltung tragen zu einer optimalen Bewegung des Mundes beim Sprechen bei.**

Artikulationsfehler entstehen, wenn beim Sprechen die Zunge viel zu weit vorne liegt und gegen oder zwischen die Zähne stößt. Sind zum Beispiel die Frontzähne im Milchgebiss nicht mehr vorhanden, rutscht die Zunge des Kindes automatisch beim Sprechen weiter nach vorne. »S«- und »Z« Laute können dann nicht richtig gebildet werden. Wenn diese Zähne länger fehlen, kann die falsche Zungenbewegung zu einem Fehlbiss führen.

Häufig fehlgebildete Laute, die im Zusammenhang mit einem falschen Schluckmuster stehen, sind »S«-, »Sch«-, »Ch«-, »Z«-, »T«-, »D«-, »L«- und »N«-Laute. Dafür gibt es viele Ursachen. Hör- und Wahrnehmungsstörungen sowie fehlerhafte Bewegungen der Lippen- und Zungenmuskulatur sind die häufigsten. Aber auch

Fehlstellungen der Zähne sowie Zahn- und Kieferprobleme können die Lautbildung stören. Sprechstörungen können nicht nur bei Kindern, sondern auch bei Erwachsenen aufgrund einer veränderten Zahn- oder Kieferstellung beobachtet werden. Schon eine kleine Veränderung im Gebiss macht sich für Betroffene beim Kauen und Sprechen bemerkbar.
Doch nicht immer ist die Kieferstellung verantwortlich für eine undeutliche Artikulation. Oft wird der Mund beim Sprechen einfach nicht richtig oder zu wenig weit geöffnet. Spricht man »durch die Zähne«, presst diese zusammen und öffnet kaum den Mund, können keine deutlichen Laute entstehen. Von gesundheitlichen Ursachen abgesehen, gibt es mehrere Gründe, warum manche Menschen beim Sprechen den Mund kaum öffnen. Diese können Bequemlichkeit, Gewohnheit, antrainiertes Verhalten, mangelndes Selbstvertrauen, Nervosität oder Desinteresse sein. Mit schönen, gepflegten Zähnen wird man wahrscheinlich den Mund lieber öffnen und mit ein bisschen Übung kann man auch noch im Alter eine deutliche Artikulation erlernen.

**Übungen für eine deutliche Artikulation:**

- Lippenleseübung: Setzen Sie beim Sprechen bewusst Ihren Mund und vor allem die Lippen ein, als müsste Ihnen jemand die Worte von den Lippen ablesen können.
- Korkenübung: Nehmen Sie einen Korken zwischen die Zähne und sprechen Sie möglichst verständlich einen Text. Anschließend wiederholen Sie den Text ohne Korken.
- Übungen gegen Verspannungen vor dem Sprechen: Auch der Kiefer ist vor dem Sprechen aufgeregt und braucht Entspannung. Gähnen Sie, machen Sie Grimassen, lallen Sie oder sprechen Sie mit heraushängender Zunge.
- Zungenbrecher – Fordern Sie Ihre Zunge heraus!
  »Am zehnten Zehnten um zehn Uhr zehn zogen zehn zahme Ziegen zehn Zentner Zucker zum Zoo.«
  »Fischers Fritze fischt frische Fische. Frische Fische fischt Fischers Fritze.«

»Schnecken erschrecken, wenn Schnecken an Schnecken schlecken, weil zum Schrecken vieler Schnecken, Schnecken nicht schmecken.«

## Mehr Weisheit mit Weisheitszähnen?

Die Weisheitszähne sind die hintersten Backenzähne im bleibenden Gebiss. Sie kommen als letzte, gehen oft als erste und bereiten uns gerne Schmerzen. Sie brechen erst zwischen dem 18. und dem 22. Lebensjahr durch, bleiben manchmal im Kieferknochen stecken (retinierte Zähne) oder sind gar nicht angelegt. Wenn kein Platz mehr für die vier Weisheitszähne vorgesehen ist oder ein Weisheitszahn keinen gegenüberliegenden »Partner« zur Stütze hat, muss man ihn entfernen lassen. Gesunde Weisheitszähne, die genügend Platz im Gebiss haben, können jedoch im Mund verbleiben.

**Wie kommen die Weisheitszähne zu ihrem Namen?**
**Da die Weisheitszähne auch in den Urzeiten erst im Erwachsenenalter herausbrachen und unsere Vorfahren eine wesentlich kürzere Lebenserwartung hatten und damit ab dem 30. Lebensjahr als weise Alte galten, gab man diesen Zähnen ihren Namen.**

Die Weisheitszähne sind ein Überbleibsel aus der Urzeit, wo sie im Gegensatz zur heutigen Zeit noch keine Sorgenkinder waren. Unsere Vorfahren brauchten viele und vor allem starke Zähne für ihre zum Großteil rohe Nahrung. Da ihr Kiefer wesentlich länger war, gab es auch kein Platzproblem für spät kommende Zähne. Unser Kiefer ist jedoch deutlich verkürzt, aber die Anzahl der Zähne ist gleichgeblieben. Viele Erwachsene haben keine Weisheitszähne, da sie bereits gezogen wurden oder sich gar nicht erst zeigten. Etwa die Hälfte der über 30-Jährigen hat ein Gebiss von nur mehr 28 Zähnen. In sehr vielen Fällen werden die Weisheitszähne bereits prophylaktisch entfernt, auf den Verdacht hin, dass sie später Probleme verursachen könnten. Es gibt allerdings keinen Nachweis, dass es besser ist, noch gesunde Weisheitszähne zu entfernen. Wenn ein Zahn jedoch keinen Platz und auch keine Chance hat, regulär einzutreten, macht es Sinn, ihn rechtzeitig zu extrahieren, bevor er Probleme bereitet. Lässt sich

ein Weisheitszahn aufgrund seiner Position im Gebiss nur schwer putzen, neigt er schon dazu, den benachbarten Zahn zu schädigen oder haben sich Zysten im Zahn gebildet, dann hat er auf Dauer nichts im bleibenden Gebiss verloren. Kommt der Weisheitszahn nur teilweise heraus, kann das zu Entzündungen, Abszessen oder vertieften Zahnfleischtaschen führen, die schlecht zu reinigen sind. Wiederholte Entzündungen des Zahnfleisches und des Kiefers sind weitere Gründe, sich vom Weisheitszahn zu verabschieden.
Doch das Ziehen bzw. das Herausoperieren der Weisheitszähne ist gar nicht so einfach. Zum einen sind ihre Wurzeln oft gebogen oder miteinander verwachsen, zum anderen stehen sie oft nicht aufrecht im Kiefer, sondern liegen quer, wodurch das Zahnfleisch der benachbarten Mahlzähne beschädigt werden kann. Das Entfernen der Weisheitszähne ist umso schwieriger, je älter der Patient ist.
Im Alter wird der Kieferknochen spröde und da die Wurzeln nahe am Nerv liegen, kann dieser leicht verletzt werden. Aus diesem Grund werden Weisheitszähne gerne prophylaktisch möglichst vor dem 25. Lebensjahr gezogen, noch bevor die Wurzeln tief gewachsen sind und solange die Knochenqualität gut ist.

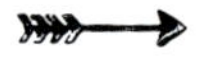

**Bereits durchgebrochene Weisheitszähne sollte man entfernen, wenn**

- sie Karies haben.
- sie Schmerzen verursachen.
- sie beim Kauen stören.
- ihre Wurzeln oder das Zahnfleisch entzündet sind.
- benachbarte Zähne bereits erkrankt sind.

Was bei der Entscheidung für oder gegen die Entfernung des Weisheitszahnes auch beachtet werden muss, ist, dass er ein Loch hinterlässt, das sich im Laufe des Heilungsprozesses allerdings langsam wieder schließt. Während Zahnärzte Zähne bearbeiten und Kieferorthopäden Zahn- und Kieferkorrekturen vornehmen, sind die Spezialisten für das Ziehen der Weisheitszähne Oral- oder Kieferchirurgen.

**Nach dem Entfernen eines Weisheitszahns ist für einige Tage Folgendes zu beachten:**

- Essen Sie nicht zu heiß!
- Verzichten Sie auf Alkohol! Die Blutgerinnung könnte dadurch gehemmt werden.
- Verzichten Sie auf Nikotin! Die Wundheilung könnte dadurch gestört werden.
- Verzichten Sie auf Kaffee und schwarzen Tee! Der Blutdruck könnte steigen, was das Risiko für Nachblutungen erhöht.
- Vermeiden Sie Vollkornprodukte, damit keine Körner oder Krümel in die Wunde gelangen und dort zu Entzündungen führen!
- Essen Sie (nicht zu heiße) Suppen und breiige Lebensmittel wie Apfelmus und Kartoffelbrei!
- Verzichten Sie etwa zwei Wochen lang auf sportliche Aktivitäten, da es aufgrund eines erhöhten Blutdrucks zu Nachblutungen kommen kann!
- Sauna, Solarium und ausgedehnte Sonnenbäder sind wegen des dadurch erhöhten Blutdrucks besser zu unterlassen!

## Strahlendes Lächeln mit Zahnschmuck?

Menschen haben sich schon immer gerne geschmückt, um (mehr) zu strahlen oder um sich besser zu präsentieren. Seit einigen Jahren lassen sich immer mehr junge Frauen kleine glitzernde Steinchen auf die Zähne kleben, um die Zähne chic erstrahlen zu lassen. Dabei werden kleine Kristalle auf die Oberfläche eines sichtbaren Frontzahns angebracht. Dies geschieht schmerzfrei, ohne den Zahn zu beschädigen und schnell. Da Bohren nicht notwendig und das Entfernen der Schmuckstücke unproblematisch ist und in der Regel keine Spuren hinterlässt, ist aus zahnärztlicher Sicht gegen diesen Zahnschmuck nichts einzuwenden, vorausgesetzt, er wird von einem Zahnarzt angebracht und stets gut gereinigt. Bei Selbstversuchen läuft man Gefahr, den Zahnschmelz beim Aufkleben zu schädigen, und nach der Entfernung können unebene Stellen auf dem Zahn zurückbleiben. Außerdem halten die Steinchen bei Selbstmontage nicht so lange.

Vor der Anbringung des Schmucksteines reinigt der Zahnarzt die Zahnoberfläche und raut sie mit einem speziellen Säuremittel leicht an, ohne dabei den Schmelz zu schädigen. Danach wird der Stein angepasst, mit Spezialkleber, der auch für feste Zahnspangen verwendet wird, befestigt und mit ultraviolettem Licht gehärtet. Damit Karies keine Chance hat, wird die Klebestelle nochmals poliert und mit Fluor versiegelt. Der ganze Vorgang dauert ca. 15 Minuten. Neben den Glitzersteinchen kann man die Zähne auch mit »Dazzlers« und »Twinkles« verschönern lassen, was seit einiger Zeit im Trend liegt und besonders bei jüngeren Frauen sehr beliebt ist. Nicht jeder Zahn eignet sich jedoch für das Bekleben mit einem Schmucksteinchen. Er muss gesund sein und darf nicht nur aus einer Füllung bestehen.

Dazzlers (»Blender«) sind Buchstaben oder Motive aus dünner Goldfolie, die plan auf dem Zahn aufliegen und vergleichbar sind mit einem Tattoo für die Haut. Sie funktionieren ähnlich einem klassischen Abziehbild.

Twinkles sind etwas dicker als Dazzlers und bestehen aus 24 karätigem Gold. Sie werden ganz ohne Träger auf dem gewünschten Zahn fixiert.

Skyces bestehen aus Kristallglas und werden in verschiedenen Größen und Farben angeboten.

## Zungen- und Lippenpiercings - muss das sein?

Piercings finden sich mittlerweile fast überall. Auch Lippen, Lippenbändchen innen, Zunge und Wangen werden gepierct. Über die Ästhetik kann man streiten, nicht aber über die Schäden, die an den Zähnen und am Zahnfleisch dadurch verursacht werden. Tatsche ist, dass durch das Stechen Nervenbahnen in Mitleidenschaft gezogen werden und Blutungen sowie Infektionen nicht ausgeschlossen werden können. Außerdem können langfristig einzelne Zähne feine Risse im Zahnschmelz bekommen, und zwar durch das ständige

Anschlagen des metallischen Piercing-Gegenstands beim Sprechen und Kauen sowie bei spielerischen Mundbewegungen. Ebenso können Keramikkronen und Inlays brechen, wodurch Karies entstehen kann. Auch Schwierigkeiten beim Sprechen sind mögliche Folgen sowie das Sabbern beim Essen. Die Zunge kann sogar anschwellen, vorübergehend die Atemwege verschließen und Atemnot hervorrufen. Ein Lippenpiercing birgt außerdem die Gefahr des Rückgangs des Zahnfleisches und legt in weiterer Folge die Zahnhälse frei.
Bis zu acht Millimeter tiefe Zahnfleischtaschen oder -rezensionen wurden schon des Öfteren festgestellt. Das wiederum lässt die Schmerzempfindlichkeit der Zähne, vor allem die Hitze- und Kälteempfindlichkeit, zunehmen.

Zungen- und Lippenpiercings können Zähne ein Leben lang schädigen. Zahnärzte raten davon dringend ab. Viele Kieferorthopäden lehnen außerdem Patienten mit Piercings ab, weil deren Zunge ein verändertes Bewegungsmuster hat, das nicht den gewünschten Erfolg bringen wird.

Eine schmückende Alternative zu Piercings, die die Zähne nicht beschädigt, sind »Dazzlers« oder »Twinkles«.

## Fitnesstraining für die Zähne

Damit die Zähne möglichst lange fit bleiben und keine Leiden bekommen, muss man sie hegen und pflegen. Mit gesunden Zähnen zu leben, bedeutet, eine gute Lebensqualität zu haben und bei guter Gesundheit zu sein. Die Zähne entsprechend zu pflegen, regelmäßig zur Mundhygiene und zu Zahnkontrollen zu gehen, spart spätere kostspielige Zahnbehandlungen und reduziert das Risiko eines Zahnverlustes durch Karies oder Parodontose.

**Fitness & Wellness für Ihre Zähne:**

- Ernähren Sie sich gesund, vitaminreich und fleischarm!
- Konsumieren Sie wenig zuckerhaltige Getränke oder Nahrungsmittel!
- Kauen Sie langsam und intensiv!
- Achten Sie auf kalziumreiche Nahrungsmittel (Milch, Milchprodukte, grünes Gemüse)!
- Nehmen Sie Vitamin-C-haltige Nahrungsmittel zu sich!
- Rauchen Sie wenig oder besser gar nicht!
- Putzen Sie zweimal täglich gründlich Ihre Zähne!
- Erneuern Sie regelmäßig Ihre Zahnbürste!
- Teilen Sie Ihre Zahnbürste nicht mit Familienmitgliedern oder anderen Menschen!
- Verwenden Sie Zahnseide!

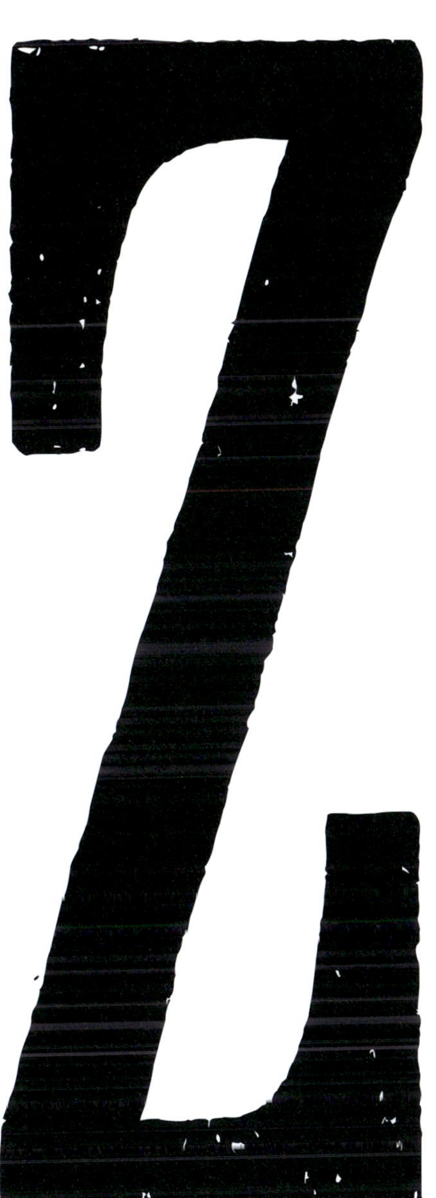

# Das Kiefergelenk - es verdient mehr Aufmerksamkeit!

# Das Kiefergelenk - es verdient mehr Aufmerksamkeit!

Wir alle kennen unser Kiefergelenk und wissen, wie wichtig es zum Kauen und Sprechen ist. Doch erst wenn es schmerzt oder knackt, schenken wir ihm die Aufmerksamkeit, die ihm schon davor gebührt hätte. Das Kiefergelenk hat eine sehr wichtige Funktion, denn es verbindet Mund und Zähne mit dem übrigen Körper. Wie unser Körper ist es symmetrisch ausgerichtet. Kleine Veränderungen bringen es schon aus dem Gleichgewicht und wirken sich auf Muskeln, Gelenke und Knochen aus. Der Ausfall eines Muskels lässt andere stärker arbeiten. Es setzen also Kompensationsmechanismen ein, auch im Kiefer. Wie viele Muskeln man für das Kauen braucht, wird einem erst bei Schmerzen des Kauapparats bewusst.

## Gut gekaut ist halb verdaut

Was passiert nun beim Kauen? Die Zähne des Ober- und Unterkiefers werden eingesetzt, um Nahrung zu zermalmen. Der Unterkiefer bewegt sich auf und ab und wird horizontal hin- und herbewegt. Wenn Ober- und Unterkiefer symmetrisch zueinanderstehen, haben die Zahnreihen auf beiden Seiten gleichmäßig Kontakt zueinander. Eine wichtige Rolle beim Kauen spielen auch die Zunge, die die Nahrung im Mund bewegt und von vorne nach hinten schiebt, und der Speichel, der mithilfe seiner Enzyme die Nahrung aufweicht, die löslichen Substanzen, die wir sofort hinunterschlucken, trennt und sich mit den festen Substanzen vermischt. Das, was dabei entsteht, nennt man Chymus. Er verändert seinen Geschmack, wenn es sich um einen Kohlenhydratbrei handelt, weil der Speichel die Kohlenhydrate in Zuckermoleküle aufspaltet. Je länger wir beispielsweise an einem Brot herumkauen, desto süßer wird es.

Kauen macht den Zähnen Druck. Bei Männern wirkt beim Kauen im Bereich der Molaren ein Gewicht von etwa 400 Kilogramm ein, bei Frauen ist es lediglich um 100 Kilogramm geringer. Allerdings ist diese Druckeinwirkung nur von ganz kurzer Dauer, nämlich bis zur nächsten Unterkieferbewegung. Manche gestressten Menschen bewegen ihren Kiefer auch während der Nacht. Durch das Knirschen und Pressen mit den Zähnen erzeugen sie oft das Dreifache des normalen Drucks und das für die Dauer von 30 bis 40 Minuten. Erst dann entspannt sich der Kiefer wieder. Unter diesen oft massiven Kaubewegungen leidet nicht nur die Kaumuskulatur, sondern auch die Zahnnerven und das Zahnfleisch sind davon betroffen.

*Wenn man jemandem sagt, er soll die Zähne zusammenbeißen, fordert man ihn auf, sich zu beherrschen und etwas Unangenehmes wie etwa Schmerzen zu ertragen. Zusammengepressten Zähnen entkommt kein Schmerzensschrei.*

»Zähne zusammenbeißen«

Während die Schneidezähne Nahrung »schneiden«, sind die Backenzähne mit ihren kleinen Tälern und Höckern auf ihren Kauflächen für das Zermahlen zuständig. Im Idealfall passen die Zähne des Oberkiefers mit ihren Erhebungen in die Grübchen der Zähne des Unterkiefers. Nicht nur die Zahnform, sondern auch die Stellung der Zähne zueinander, also die Zahnkontakte, spielen beim Kauen eine wichtige Rolle. 32 Zähne (ohne die Weisheitszähne sind es 28) sind in den Kauvorgang involviert. Ist die Koordination der Kaumuskulatur beeinträchtigt oder unzureichend, kommt es zu abgeriebenen Zähnen und sogar zu Lockerungen einzelner Zähne. Auf eine gute Bissstellung achtet der Zahnarzt auch beim Anfertigen von künstlichem Zahnersatz. Seit einigen Jahren wird dafür das computergestützte 3D-Verfahren genützt.

Die Zähne können an den unterschiedlichsten Punkten aufeinandertreffen:

» labial – Richtung Lippe
» okklusal – auf der Kaufläche

» mesial – vorne, hin zur Mitte des Kiefers
» distal – hinten, weg von der Mitte des Kiefers
» lingual – Richtung Zunge
» bukkal – Richtung Wangen
» palatinal – Richtung Gaumen

Dadurch, dass wir unsere Zähne benützen und sie sich im Laufe des Lebens abnützen, verändert sich der Biss bzw. die Bissstellung. Die Zähne sollten nur beim Kauen und Schlucken Kontakt zueinander haben. Wir schlucken etwa zwei- bis dreimal pro Minute und bis zu 2.000-mal am Tag. Während des Schlafes reduziert sich das Schlucken auf lediglich dreimal in der Stunde. Durch das Schlucken lösen wir einen von Nerven gesteuerten Informationsaustausch zwischen Zähnen, Kiefergelenk und unserer Körperhaltung aus. Wenn wir weder kauen noch schlucken, sollte sich unser Kiefer in entspannter Ruhelage, der sogenannten »Ruheschwebelage«, befinden. Erlebt nun dieses funktionelle Zusammenspiel eine Störung, leiden das Kiefergelenk, die Kaumuskulatur sowie das Zahnbett darunter. Aus diesem Grund ist die Ruheschwebelage von Ober- und Unterkiefer ideal. Sie beugt Kiefergelenkstörungen vor.

## Kiefergelenkstörungen - Woher kommen sie und wohin gehen sie?

Kiefergelenkstörungen entstehen nicht über Nacht und treten selten alleine auf. Ein Schlag auf die Kieferregion oder ein Unfall (Kinder fallen oft auf das Kinn), lange bestehende Fehlbelastungen oder immerwährende Spitzenbelastungen können die Gelenkkapsel des Kiefergelenks verletzen. Der Diskus (die Knorpelscheibe) kann durch ein Schlagtrauma oder einen Unfall einreißen und eine Fehlbelastung die Lage des Knorpels verändern. Die Beweglichkeit des Gelenks kann durch eine Muskelverhärtung, eine Verletzung oder eine Zerrung eingeschränkt sein. Die davon betroffenen Nerven können in weiterer Folge Irritationen und Schmerzen auslösen. Sie geben Informationen vom Gehirn an die entsprechende Region weiter, haben aber auch Kontakt zu anderen Geweben wie Muskeln, Sehnen und Knochen. Doch auch psychische Belastungen finden

Ausdruck in muskulären Verspannungen und beeinflussen das Kiefergelenk. So führen Veränderungen der Körperhaltung, Stress und ständige Anspannung relativ rasch zu ungünstigen Stellungen des Unter- und Oberkiefers sowie zu Bissveränderungen. Zähneknirschen und -pressen, oftmals bedingt durch seelische Belastungen, geht einher mit Kiefergelenkstörungen.

Stehen Ober- und Unterkiefer nicht mehr symmetrisch, sondern – beispielsweise aufgrund einer zu hohen Zahnfüllung – asymmetrisch zueinander, findet sofort ein Korrekturprozess im Mund statt. Dieser verläuft oft unbewusst. Es wird versucht, die Erhöhung durch vermehrte Zahnbewegungen abzureiben oder den Unterkiefer so zu verschieben, dass er wieder mehrere Kontakte an den Zähnen wahrnimmt. Die Symmetrie geht dadurch natürlich verloren, aber auch die Spannung der Muskulatur verringert sich. Wenn ein Muskel nachlässt, muss ein anderer seine Funktion übernehmen und mehr leisten. Ein falsch angepasster Zahnersatz oder eine Füllung können sich daher auf die gesamte Körperhaltung auswirken und zu einem Schiefstand führen. Das Kiefergelenk gilt daher als möglicher Auslöser für viele verschiedene Beschwerden. Wenn seine Feinmechanik nicht stimmt, können Kopf- und Gesichtsschmerzen, Nacken-, Brust- und Lendenwirbelsäulenbeschwerden, Beckenschiefstand und viele andere Störungen auftreten. Der Grund dafür liegt in der Verbindung der Kieferregion – sei sie knöchern, muskulär oder nerval – mit vielen anderen Regionen unseres Körpers. Viel zu selten wird bei der Erstellung von Diagnosen an eine Funktionsstörung des Kiefergelenks gedacht.

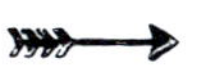

**Beschwerden aufgrund von Kiefergelenkstörungen treten in folgenden Bereichen auf:**

- Gesicht: Gesichtsschmerzen, Taubheitsgefühle, Kribbeln
- Augen: Schmerzen in der Augenregion, verstärkter Augeninnendruck, verstärkter Tränenfluss, starke Lichtempfindlichkeit, Doppelbilder, Augenflimmern
- Kopf: Kopfschmerzen, Migräne, Schwindel, Druckgefühl, Kribbeln
- Zähne: Zahnschmerzen

- Ohren: Ohrengeräusche wie Pfeifen, Dröhnen, Rauschen oder Brummen, Tinnitus, plötzlich auftretende Hörprobleme, Hörminderung, Juckreiz im Ohr, Schwindel, Probleme mit dem Druckausgleich beim Fliegen oder Fahrstuhlfahren
- Kiefergelenk: Kiefergelenkschmerzen, Kauschmerzen, Schmerzen bei direktem Druck und beim Aufbeißen, Mundsperre, Kiefergelenkknacken, nächtliches Zähneknirschen
- Nacken: Nackenverspannungen und -schmerzen, Bewegungseinschränkungen, Steifigkeit im Nacken, Blockierung der Halswirbelsäule
- Hals: Schluckbeschwerden, häufig auftretende Heiserkeit, Veränderung der Stimmlage, Kloßgefühl im Hals, raues Gefühl im Hals, Sprachstörungen
- Schultergürtel: Schulterschmerzen, Verspannungen im Schulter-Nacken-Bereich
- seitliche Oberschenkel: scheinbare Beinlängendifferenz, nach außen verdrehtes Bein

Für mehr Klarheit empfiehlt es sich, die Ursachen und Wirkungen bzw. Symptome, die mit den Kiefergelenkbeschwerden einhergehen, zu untersuchen. Dabei muss sowohl auf die physische als auch die psychische Ebene geachtet werden.

Mit wenigen Ausnahmen macht nur der Unterkiefer Bewegungen, die zum Kauen und Beißen notwendig sind. Er ist der einzige Knochen des Menschen, der die Mittellinie des Körpers überquert. Aus diesem Grund wirken sich Veränderungen in Lage und Funktion auf der rechten Seite auf die linke Seite aus und umgekehrt. Ist der Kiefer wie ein Mobile aus dem Gleichgewicht geraten und »pendelt« er sich in der veränderten Position ein, kann diese Schiefstellung kleinere oder größere Störungen im Körper verursachen. Der Unterkiefer kann seitlich (nach rechts und links), nach vorne (Unterkiefervorschub) und nach hinten (Unterkieferrückschub) geschoben werden. Bei manchen Menschen bleibt er in wenig vorteilhaften Positionen.

**Die Lage der Kiefer zueinander wird in drei Klassen eingeteilt:**

» Klasse I: Bei Personen mit Klasse-I-Zähnen stehen in der Regel beide Kiefer in einer harmonischen, guten Stellung zueinander. Die Seitenverzahnung ist korrekt und zwischen den Oberkiefer- und Unterkieferzähnen besteht keine Stufe.
» Klasse II: Eine Zahnstellung der Klasse II ist bereits aus der Norm. Der Unterkiefer ist zumeist zu weit nach hinten versetzt, was an einer vergrößerten Stufe zwischen den Frontzähnen und dem konvexen Profil erkennbar ist.
» Klasse III: Bei einem Klasse-III-Kiefer ist der Unterkiefer zu weit nach vorne verlagert, was sich in einer negativen Frontzahnstufe und einem konkaven Profil äußert.

Verdecken die oberen Zähne vollständig die unteren Zähne, nennt man das in der Fachsprache »Deck- oder Tiefbiss«. Wird hier keine fachmannische Korrektur vorgenommen, führt diese Anomalie dazu, dass sich der Unterkiefer und das Kiefergelenk nach hinten schieben. Die ideale Lage kann unter diesen Voraussetzungen nicht mehr eingenommen werden, was Knirschen und Pressen und in weiterer Folge Kiefergelenkbeschwerden und Schmerzen im Bereich der Kaumuskulatur zur Folge hat.
Craniomandibuläre Dysfunktion (CMD, Kiefergelenksassoziiertes Halbseiten-Syndrom) nennt man in der Fachsprache ein komplexes, aber therapierbares Krankheitsbild, bei dem es sich um Funktionsstörungen zwischen Ober- und Unterkiefer handelt, an denen die umgebenden Nerven und Muskeln beteiligt sind und die örtlich begrenzt sein können, aber auch Symptome in entfernt gelegenen Körperteilen verursachen können. Ausprägung und Auswirkungen können von Patient zu Patient völlig unterschiedlich sein.

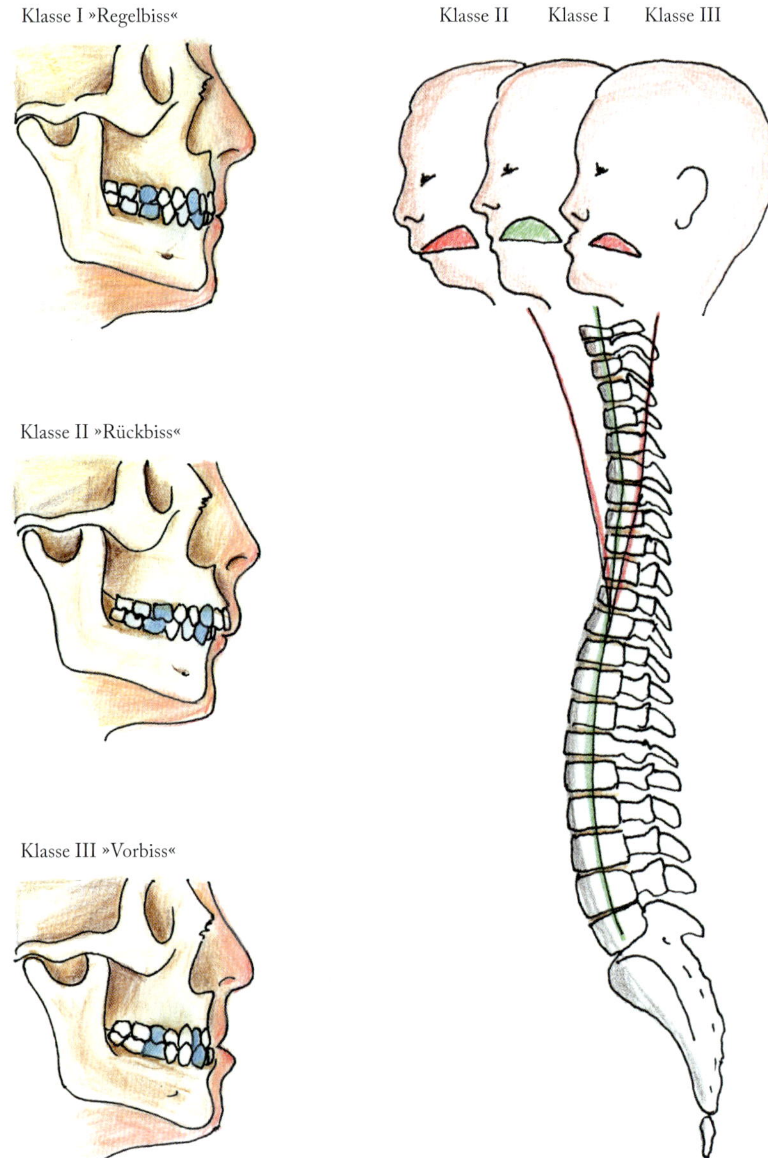


*Eine schlechte Körperhaltung verändert den Mundraum und den Platz, den die Zunge zur Verfügung hat und kann so zu Fehlbiss (Klasse II, Klasse III) führen.*

## Der Kiefer knackt und schmerzt - was tun?

Lange Zeit bleibt es unbemerkt, doch plötzlich schmerzt es – das Kiefergelenk macht auf sich aufmerksam. Aber an wen wendet man sich mit Kiefergelenkschmerzen? Bei genauer Betrachtung wird ersichtlich, dass die klassische Medizin (Zahnmedizin, Orthopädie, Neurologie und Hals-Nasen-Ohren) alleine nicht zur Bekämpfung von Kiefergelenkstörungen ausreicht, sondern auch Physiotherapeuten und Psychologen herangezogen werden sollten. Eine Zusammenarbeit wäre der Idealfall, der bedauerlicherweise selten vorkommt. Der Ärzteschaft dies vorzuwerfen, wäre nicht fair, zumal sie aufgrund ihres Praxisalltages sehr gefordert ist. Doch Patienten mit unerklärlichen Schmerzen und Symptomen stellen für manche Ärzte ein unlösbares Problem dar, das mit Kollegen von anderen Fächern besprochen werden sollte. Auf diese Art und Weise können sich neue Ansätze auf dem Weg zur Heilung bzw. zur Schmerzlinderung ergeben. Auch die Naturheilkunde darf nicht gänzlich von der Therapie ausgeschlossen werden, da sie mit ihrem alternativen Zugang eine wertvolle Ergänzung zur Schulmedizin sein kann. Im Rahmen einer ganzheitlichen Medizin sollte es jedem möglich sein, seine Kenntnisse, selbst wenn sie nur auf Erfahrungen beruhen, einzubringen. Durch diesen Erfahrungsaustausch lernt jeder von jedem und das zum Wohle des Patienten.

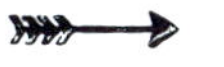

**Folgende Überbeanspruchungen können Kiefergelenkprobleme evozieren:**

- langes, ungewohntes Kauen (z. B. Kaugummi)
- langes Offenhalten des Mundes bei längeren Zahnbehandlungen
- zu festes Zubeißen bei harten Nahrungsmitteln
- zu schnelle und zu exzessive Unterkieferbewegungen (z. B. Gähnen)
- ungewohnt langes Reden

Der Oberkiefer scheint im Vergleich zum Unterkiefer sehr fest und unverrückbar zu sein. Er ist allerdings nicht ganz unbeweglich, sondern kann durch manualtherapeutische Maßnahmen wie Osteopathie etwas verändert und aus- bzw. eingerichtet werden, noch bevor der Unterkiefer behandelt wird. Erfahrungen haben gezeigt, dass sich nach manualtherapeutischen Interventionen am Kiefergelenk Seh- und Hörleistung verbessern und Kopfschmerzen verringern können. Doch was einem Patienten hilft, muss nicht unbedingt für jeden hilfreich sein.

Je länger und häufiger die (Über-)Beanspruchungen des Kiefergelenks bestehen, umso länger dauert auch die Therapie. Man unterscheidet die Akut- von der Dauertherapie. Bei plötzlich auftretenden Kieferschmerzen empfehlen wir Schonkost (weiche Kost), schmerz- und entzündungshemmende Medikamente sowie Massage und eventuell Bestrahlung mit Rotlicht.

Kiefergelenkerkrankungen sind häufig chronischer Natur und sollten daher ernst genommen werden. In den meisten Fällen kann eine Verbesserung der Symptome erreicht werden. Bei Kieferschmerzen sollte möglichst bald ein Zahnarzt bzw. Kieferorthopäde aufgesucht werden. Dieser prüft die Zähne, den Aufbiss und die Beweglichkeit der Kiefergelenke auf ihre Funktionsfähigkeit. Sind hier Störungen oder Einschränkungen zu finden, werden die entsprechenden zahnmedizinischen Interventionen eingeleitet. Dazu zählen Schienen- oder Spangenversorgungen, die medikamentöse Behandlung von Schmerzzuständen, Prothesenunterfütterungen sowie nicht reversible Interventionen an der Zahnsubstanz wie Zahnaufbauten durch Füllungen, Kronen oder Brückenkonstruktionen. In manchen Fällen sind kieferchirurgische Eingriffe und Gelenkchirurgie indiziert.

**Der Kiefergelenkknorpel ist der einzige Knorpel, der sich erneuern und regenerieren kann. Entscheidend dafür ist die Zusammensetzung der Gelenkflüssigkeit.**

Eine weitere Behandlungsmethode ist die der Physiotherapie.

Der Physiotherapeut ist Spezialist für den aktiven und passiven Bewegungsapparat, also für Gelenke, Muskeln, Nerven und Bänder. Somit fällt auch das Kiefergelenk in seinen Behandlungsbereich. Im Rahmen einer physiotherapeutischen Untersuchung finden aktive und passive Bewegungsprüfungen des Kiefergelenks statt. Während der Patient bei der aktiven Überprüfung selbst eine bestimmte

Bewegung ausführt, bewegt der Therapeut bei der passiven Prüfung den Unterkiefer in alle Richtungen und beurteilt so die Spannung, das Bewegungsausmaß und eventuell auftretende Schmerzen. Entspannungs-, Weichteil- und Mobilisationstechniken, Trainingstherapie (Kiefergelenkübungen) sowie physikalische Maßnahmen sind mögliche Behandlungskonzepte der Physiotherapie. Stellt der Physiotherapeut einen Beckenschiefstand fest, so hat dieser nicht nur Auswirkungen auf den Kiefer (den ersten Aufbiss), sondern auch auf die Beinlänge. Bei der Beinlängendifferenz handelt es sich in vielen Fällen um eine scheinbare Beinlängendifferenz, die nicht primär durch Schuheinlagen ausgeglichen werden soll, sondern nach einer Kieferkorrektur verlangt.

**Zur Verdeutlichung dieses Phänomens eine Übung:**

Stellen Sie sich entspannt, mit locker am Körper hängenden Armen und barfuß hin. Bringen Sie nun die Zähne langsam zusammen und merken Sie sich den ersten Zahnkontakt, also die Stelle, an der der Oberkiefer mit dem Unterkiefer zusammentrifft.

Ziehen Sie nun einen flachen Schuh an oder legen Sie ein dünnes Buch unter einen Fuß. Wiederholen Sie das Zusammenbeißen und merken Sie sich den Punkt des ersten Zahnkontaktes. Dieser hat sich bestimmt verändert. Dies erklärt sich damit, dass durch das Kippen des Beckens, wodurch sich eine scheinbare Beinlängendifferenz ergeben hat, andere Muskelketten aktiviert werden als beim vorigen Versuch. Schon eine kleine Veränderung sorgt für einen »anderen Biss«. Wenn Sie nun in dieser Position einige Male mit den Zähnen klappern, werden Sie – bedingt durch die natürliche Körperregulation – Ihren ersten Bisskontakt wiederfinden.

Merken Sie sich diese Position, bevor Sie den Schuh oder das Buch entfernen, und beißen Sie dann erneut zu. Die Bisslage hat sich wieder verändert, da wieder andere Muskelketten aktiv sind. Doch nach mehrmaligem Zubeißen oder Zähneklappern ist die erste Bisslage wiederhergestellt.

Sind bei den Kiefergelenkstörungen die Zunge, der Gaumen und die Atmung involviert und kommen Ohrenschmerzen sowie Ohrgeräusche (Tinnitus) dazu, lohnt es sich, einen Hals-Nasen-Ohren-Arzt aufzusuchen.

## Kieferorthopädie - auf dem Weg zu geraden Zähnen

Schöne Zähne und eine gute Zahnstellung lassen uns unbeschwert lachen und tragen zu einem besseren Selbstwertgefühl bei. Eine kieferorthopädische Behandlung wird aber nicht nur aus ästhetischen, sondern auch aus zahnhygienischen und -medizinischen Gründen empfohlen. Ein regelmäßiges Gebiss ist nämlich die beste Prophylaxe gegen Zahnerkrankungen wie Karies oder Parodontose. Es gibt verschiedene Formen der kieferorthopädischen Behandlung und verschiedene Kieferorthopäden verfolgen dabei unterschiedliche Ziele. Das ist jedoch keine Frage des Alters, sondern der Wertigkeit und Persönlichkeit. Ob der Patient sechs oder 80 Jahre alt ist, spielt hier keine Rolle. Da schöne Zähne Jugendlichkeit durch attraktives Lächeln signalisieren und ein Symbol für Gesundheit und Vitalität darstellen, entscheiden sich zunehmend mehr Erwachsene, auch noch im Rentenalter, für eine Kieferkorrektur. Wenn kieferorthopädische Erkrankungen im Kindesalter nicht ausreichend behandelt wurden, können sie im Erwachsenenalter Probleme in anderen Körperteilen hervorrufen.

Grundsätzlich spricht nichts gegen eine »Spangentherapie« bei Erwachsenen, wenn dies zahnmedizinisch angezeigt ist. Voraussetzung dafür sind ein gesunder Zahnhalteapparat, genügend eigene Zähne und eine gute Compliance, d. h. Zusammenarbeit des Patienten mit dem Zahnarzt, die Zahnpflege betreffend. Erfreulicherweise haben sich in den letzten Jahren die Behandlungsmöglichkeiten sehr zum Vorteil der erwachsenen Patienten verändert, sodass kieferorthopädische Probleme die Zahnstellung betreffend sehr gut mittels kaum sichtbarer Behandlungsmethoden (»Aligner«) korrigiert werden können. Das Einzige, was im Erwachsenenalter nicht mehr möglich ist, ist »wachstumssteuernd« einzugreifen. Es werden stattdessen kieferorthopädische und kieferchirurgische Maßnahmen gesetzt. Während des Wachstums kann der Zahnarzt mit speziellen kieferorthopädischen Geräten die Funktion des Kauapparates und das Kieferwachstum im Sinne einer Orthopädie beeinflussen. Nach abgeschlossenem Wachstum ist – mit wenigen Ausnahmen – nur mehr ein Einfluss auf die Zahn-stellung im Sinne einer Orthodontie (Bewegen der Zähne) möglich.

**Die Kieferorthopädie, ein Teilgebiet der Zahnmedizin, befasst sich mit der Verhütung, Erkennung und Behandlung von angeborenen und erworbenen Kiefer- und Zahnfehlstellungen. Dabei kommen kieferorthopädische Apparaturen und chirurgische Eingriffe zum Einsatz.**

Während der unauffälligen, nahezu unsichtbaren Invisalign®-Behandlung, bei der man eine herausnehmbare Kunststoffschiene trägt, kann man allen Aktivitäten nachgehen, ohne wirklich eingeschränkt zu sein. Die Behandlungsdauer ist von Fall zu Fall unterschiedlich. In den meisten Fällen ist sie schon nach sechs bis zwölf Monaten abgeschlossen, in anderen Fällen dauert sie jedoch bis zu drei Jahre. Da hier minimal-invasiv vorgegangen wird, handelt es sich um eine schmerzarme Behandlung.

**Die Gnathologie befasst sich mit der Analyse von Kiefergelenkfehlstellungen und der Wiederherstellung der Idealposition des Kiefers.**

Kieferorthopädische Maßnahmen können bereits im Wechselgebiss, in der Phase, in der sowohl Milchzähne als auch bleibende Zähne gleichzeitig im Mund vorhanden sind (mit neun bis zehn Jahren), durchgeführt werden, oder sobald alle bleibenden Zähne durchgebrochen sind, also ungefähr ab dem zwölften Lebensjahr. Bei Kindern im Milch- oder Wechselgebiss werden herausnehmbare, unsichtbare Apparaturen gegen das Zähneknirschen, bei starkem Überbiss, zur Dehnung des Oberkiefers oder als Platzhalter im Sinne einer Orthopädie eingesetzt. Bei komplexeren Zahn- und Kieferfehlstellungen werden festsitzende Apparaturen empfohlen, bei denen mit den bekannten »Brackets« aus Edelstahl oder Keramik gearbeitet wird. Diese werden auf die Zähne aufgeklebt

und mittels dünnen Drahts gehalten, wodurch die Zähne mit leichtem Zug in die gewünschte Position geführt werden. Kieferorthopädische Gummizüge, die vom Zahnarzt oder vom Träger selbst angebracht werden, sind einfache, aber effiziente Hilfsmittel, um die Zähne und die Kiefer an ihren gewünschten Platz zu bringen.
Für die Zielerreichung ist nicht nur der Zahnarzt verantwortlich, sondern auch der Patient, dessen Kooperationsbereitschaft und persönliche Verantwortung gefragt sind. Um keine Sekundärschäden an den Zähnen zu verursachen, sollte man sich unbedingt an die Empfehlungen des Zahnarztes halten. Sollte es in der Anfangsphase Anpassungsschwierigkeiten an die Apparatur geben, so hat man sich nach kurzer Zeit daran gewöhnt. Auch die kleinen wunden Stellen in der Mundschleimhaut vergehen.

**Worauf sollte der Patient mit Zahnspange achten:**

- Legen Sie großen Wert auf eine ordentliche, regelmäßige Mundhygiene!
- Putzen Sie die Zähne nach jeder Mahlzeit!
- Regelmäßige Zahnarztkontrolle!
- Keine Süßigkeiten zwischen den Mahlzeiten!
- Vermeiden Sie zuckerhaltigen Kaugummi! Das Kauen von zuckerfreiem Kaugummi wird sogar empfohlen, zumal durch das Kauen die vorübergehende Minderdurchblutung des Zahnhalteapparates, die Schmerzen verursacht, verringert wird.
- Seien Sie vorsichtig beim Kauen harter Nahrungsmittel! Es können sich dabei Teile der Zahnspange lockern.

Bei der Behandlung mit einem »Aligner« (z. B. Invisalign®) basierend auf einem 3D-Behandlungsplan eines Kieferorthopäden, ist lediglich eine gute Zahnpflege (mit Zahnseide) vor dem Einsetzen der Zahnschiene notwendig. Die Schiene sollte so gut wie immer (außer beim Essen und Trinken) getragen werden, um möglichst rasch das gewünschte Ziel zu erreichen. Sie ist kaum sichtbar und stört eigentlich nicht. Alle drei bis fünf Wochen wird die Zahnschiene gegen eine neue ausgetauscht. Eine im Kindesalter erfolgreich durchgeführte kieferorthopädische Sanierung garantiert nicht, dass die Zähne bis zum Ableben in dieser Position bleiben. Sie bewegen sich auch im Alter und leider zu oft in die falsche Richtung. Da die Zähne die Tendenz haben, sich zu bewegen, muss die neue Zahnstellung nach Beendigung der aktiven Regulierungsbehandlung stabilisiert werden. Die Zähne werden mit einem Retainer (fixer Draht auf der Rückseite der Zähne) oder einer Aufbissschiene, die nur in der Nacht getragen werden muss, fixiert, um das Kiefergelenk, den Zahnhalteapparat und die Zähne zu schützen.

## Fehlende Zähne ersetzen?

Nichts hält ewig! Auch die Zähne verabschieden sich – manche früher, manche später und andere bleiben für immer. Im Alter zwischen 40 und 60 Jahren gehen im Durchschnitt etwa zehn Zähne verloren. Als häufigste Ursachen können Karies, Parodontitis oder Zahnverlust verursacht durch einen Unfall genannt werden.

**Fehlende Zähne sind nicht nur unschön, sondern können auch die Kaufunktion beeinträchtigen, die Kiefergelenke schädigen, chronische Kieferschmerzen verursachen und gesundheitliche Folgen haben. Die benachbarten Zähne der Zahnlücke kippen vielfach in das Loch hinein, um dieses auszugleichen. Doch dadurch verlieren sie ihren Halt und drohen auszufallen. Wenn der Halt im Zahnlückengebiss fehlt, machen sich alle Zähne in dieser Zahnreihe auf Wanderschaft. Dies lässt sich jedoch rechtzeitig unterbinden.**

Das Ersetzen von fehlenden Zähnen ist nicht nur aus kosmetischen, sondern vielmehr aus funktionalen und gesundheitlichen Gründen angezeigt, da Zahnlücken eine Gefahr für die übrigen Zähne darstellen. Deren »Wanderschaft« kann sehr schnell nach dem ersten Zahnverlust beginnen. Zudem werden die gegenüberliegenden Zähne falsch belastet und wachsen in den frei gewordenen Raum hinein, weil ihnen der notwendige Gegendruck fehlt. Schmerzen in den Kiefergelenken und der Gesichtsmuskulatur können nicht ausgeschlossen werden. Daher sollte man rasch handeln!

Es ist auch möglich, dass ein Zahn – genetisch bedingt – gar nicht angelegt ist und daher fehlt. Dies betrifft häufig die seitlichen Schneidezähne im Oberkiefer und den zweiten Prämolaren (»Fünfer«). Erwachsene mit einem Milchgebiss? Ja, das gibt es. Wenn diese Milchzähne keine Schäden aufweisen und nicht locker werden, können sie ihre Kaufunktion wie die Bleibenden übernehmen. Fehlen aber einzelne bleibende Zähne und persistierende Milchzähne, dann müssen diese zumeist durch Teilkronen erhöht oder aufgebaut werden, um die Kauebene der bleibenden Zähne zu erreichen, da Milchzähne in der Regel tiefer liegen. Häufig sind ein oder mehrere Weisheitszähne nicht angelegt und bei etwa 5 % der Menschen fehlen andere Zähne wie Backenzähne oder seitliche Schneidezähne.

## Training für das Kiefergelenk

Ein regelmäßiges Training des Kiefergelenks kann helfen, manche Beschwerden zu lindern und sogar zu beseitigen. Manchmal haben schon kleine Veränderungen eine große Wirkung. Da das Kiefergelenk einen großen Einfluss auf unsere Gesundheit hat, sollten wir ihm wesentlich mehr Aufmerksamkeit schenken.

**Unser Körper braucht Bewegung, auch das Kiefergelenk möchte bewegt werden!**

Die folgenden einfachen Übungen können bei Kieferproblemen helfen und Beschwerden lindern. Achten Sie bei den Übungen auf Schmerzfreiheit und eine möglichst reibungsfreie Bewegung in alle Richtungen. Führen Sie die Übungen mehrfach (20 Wiederholungen) durch und denken Sie auch während des Übens immer wieder an das Entspannen der Kiefermuskulatur, um diese nicht zu überfordern.

Üben Sie regelmäßig und bauen Sie diese Therapie in Ihren Alltag ein, beim Fernsehen oder beim Autofahren, etwa wenn Sie im Stau stehen. Viel Spaß beim Üben!

1. **Mund öffnen und schließen**
   Finden Sie eine schmerzfreie Position des Kiefergelenks und öffnen und schließen Sie nun langsam und kontrolliert den Mund ohne jegliche Seitwärtsbewegung.

2. **Kinnverschieber**
   Öffnen Sie leicht den Mund, sodass sich die Zähne des Ober- und Unterkiefers nicht berühren. Bewegen Sie nun den Unterkiefer seitlich nach rechts und links.

3. **Kinnwackler**
   Öffnen Sie leicht den Mund und bewegen Sie den Unterkiefer nach hinten. Das ist jedem nur in geringem Ausmaß möglich und schwer zu kontrollieren. Diese Übung dient der Entspannung der Kaumuskulatur und der Beweglichkeit der Kiefergelenke.

4. **Mundbremse**
   Öffnen und schließen Sie den Mund gegen einen Widerstand. Nehmen Sie Ihr Kinn zwischen Daumen und Zeigefinger und üben Sie so einen Widerstand beim Öffnen und Schließen des Mundes aus.

5. **Kieferdrücker**
   Verschieben Sie den Kiefer seitlich gegen einen Widerstand. Legen Sie dafür zwei Finger an die Seite des Unterkiefers, gegen die Sie schieben möchten. Diese Übung eignet sich für Menschen mit Bewegungsauffälligkeiten beim seitlichen Verschieben des Unterkiefers.

6. **Holzspatel**
   Nehmen Sie eine Holzspatel in den Mund und pressen Sie diese fest mit den Zähnen zusammen. Üben Sie nun mit den Fingern Widerstand in die entsprechende Richtung aus. Ziehen Sie entweder die Spatel nach vorne oder drücken Sie sie nach hinten und behalten Sie dabei Ihren Kiefer ruhig! Der Unterkiefer darf sich dabei nicht bewegen! Für Menschen mit Bewegungsstörungen im Kieferbereich, mit Kopf- und Gesichtsschmerzen, aber auch mit Ohrenschmerzen ist das eine gute Übung.

7. **Holzschieber**

   Die Spatel eignet sich auch für Bewegungsstörungen in seitlicher Richtung. Halten Sie die Spatel zwischen den Zähnen mit der rechten Hand auf der rechten Seite und üben Sie so seitlichen Widerstand nach rechts aus. Halten Sie die Spatel auf der linken Seite, dann üben Sie seitlichen Widerstand nach links aus.

8. **Seiltrick**

   Mit einem Seil oder einem Bademantelgürtel, den man um den Kopf, die Stirn und den Kiefer wickelt, übt man Widerstand gegen eine seitliche Verschiebung des Unterkiefers aus. Diese Übung hilft bei muskulären Verspannungen im Halswirbelsäulenbereich, bei Gelenkgeräuschen und Kiefergelenkstörungen.

9. **Stirnentspanner**

   Mit kreisenden oder klopfenden Bewegungen am Temporalis (Schläfe) werden Kopf- und Gesichtsschmerzen sowie lokale Kieferschmerzen effektiv behandelt. Diese Massagetechnik, mit der eine Mehrdurchblutung sowie eine Muskelentspannung bewirkt wird, kann bei allen Kieferfunktionsstörungen angewendet werden.

10. **Geldtransporter**

    Bei dieser Übung im Liegen werden mit einer Münze alle Gesichtsmuskeln aktiviert. Legen Sie eine Münze auf die Stirn, transportieren Sie diese nun mit der Gesichtsmuskulatur über das Auge zur Wange und dann zum Kinn. Trainieren Sie so die rechte und die linke Gesichtshälfte!

11. **Ballhalter**

    Klemmen Sie einen (Tennis-)Ball unter das Kinn und bewegen Sie ihn mit dem Unterkiefer. Der Ball sollte so groß sein, dass er bequem zwischen Kinn und Brustbein hält. Halten Sie den Ball in dieser Position für etwa 10–20 Sekunden.

12. **Ballverdreher**

    Öffnen und schließen Sie den Mund mit dem Ball unter dem Kinn und achten Sie darauf, dass der Kopf nicht nach hinten ausweicht.

**13. Ballverschieber**

Verschieben Sie mit dem Ball unter dem Kinn den Kiefer nach links und rechts, ohne ihn zu verlieren. Achten Sie bei dieser koordinativ anspruchsvollen Übung auf die horizontale Bewegungslinie der Zahnreihen. 20–30 Wiederholungen pro Seite. Bei Bewegungsstörungen des Kiefers sowie bei Kiefergelenkknacken ist dies eine sehr hilfreiche Übung.

**14. Mundöffner**

Wenn Sie Probleme haben, den Mund normal weit zu öffnen, wird diese Übung zur Mobilisation empfohlen: Mit dem »Geldzählergriff« (Daumen über den Zeigefinger geschoben) wird beidhändig der Mund so geöffnet, dass sich die Daumen an der oberen Zahnreihe und die Zeigefinger an der unteren Zahnreihe befinden. Drücken Sie nun die beiden Daumen so gegen die Zeigefinger, dass sich der Mund öffnet. Sie sollten bei dieser Übung wenig bis keine Schmerzen empfinden und durch die Wiederholungen die Mundöffnung vergrößern.

**15. Zunge-Zahn**

Legen Sie die Zungenspitze von innen an die Rückseite der vorderen Schneidezähne und öffnen und schließen Sie nun den Mund, ohne dass die Zunge diesen Platz verlässt. Der Mund kann nun nicht mehr so weit geöffnet werden und ein eventuelles Knacken wird weniger. Es werden 20–30 Wiederholungen empfohlen. Sie können die Zungenspitze auch an die Rückseite der unteren Schneidezähne legen und den Mund auf und zu machen.

**16. Zunge-Ecke**

Bei dieser Übung wird die Zunge als Kontaktgeber und Bewegungsgrenze eingesetzt. Halten Sie mit der Zunge Kontakt zum oberen/unteren rechten/linken Eckzahn und öffnen Sie so langsam den Mund. Auf diese Art und Weise kann der Mund zwar nicht so weit geöffnet, die Arbeit der Muskeln jedoch besser gesteuert werden.

**17. Kälte oder Wärme**

Für Beschwerden in der Kieferregion eignen sich auch Wärme- oder Kälteanwendungen. Sie sind durchblutungsfördernd, krampflösend und schmerzstillend. Für Wärmeanwendungen sind Kirschkernsäcke, Wärmflaschen, Dinkelkissen oder die Bestrahlung mit Infrarot geeignet.

**18. Stärkung der Halswirbelsäule**

Eine stabile, gestärkte Halsmuskulatur stellt die Basis für die Kopfhaltung dar und diese wiederum steht in direkter Verbindung mit dem Kiefergelenk. Ziehen Sie den Nacken lang, bringen Sie langsam das Kinn zu Brust und die Schulterblätter hinten zusammen. Bleiben Sie für zehn Sekunden in dieser Position und kommen Sie dann wieder zur Ausgangsposition zurück. Vergessen Sie dabei nicht auf die Atmung!

**19. Luftballonhalter**

Das Ziel dieser Übung ist es, einen Luftballon aufzublasen, den Kopf dabei gerade zu halten und den Nacken lang zu machen. Es wird dabei die Gesichtsmuskulatur aktiviert.

**20. Handtuchhalter**

Legen Sie ein zusammengefaltetes Handtuch um die Stirn und halten Sie es auf der rechten/linken Seite in Stirnhöhe zusammen. Bauen Sie langsam Widerstand über das Handtuch auf und halten Sie dabei die Hals-Nacken-Muskulatur stabil. Ausweichbewegungen sollten dabei vermieden werden.

Das Handtuch kann auch um den Hinterkopf gewickelt und vorne mit den Händen zusammengehalten werden. Ziehen Sie mit dem Handtuch den Kopf nach vorne, aber halten Sie dabei wieder den Nacken stabil.

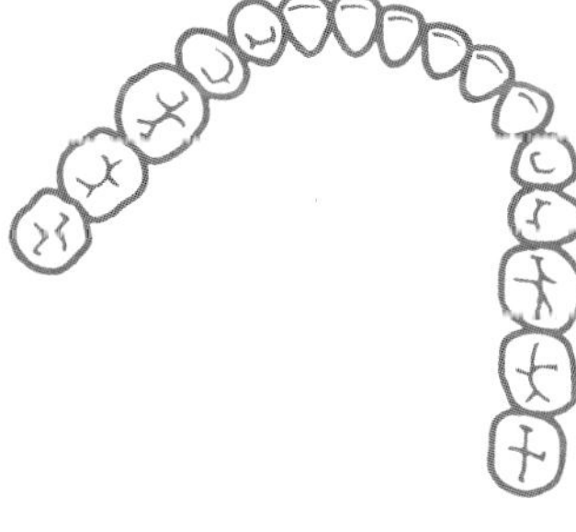

# Kinderzahnheilkunde – Gesunde Zähne von Anfang an!



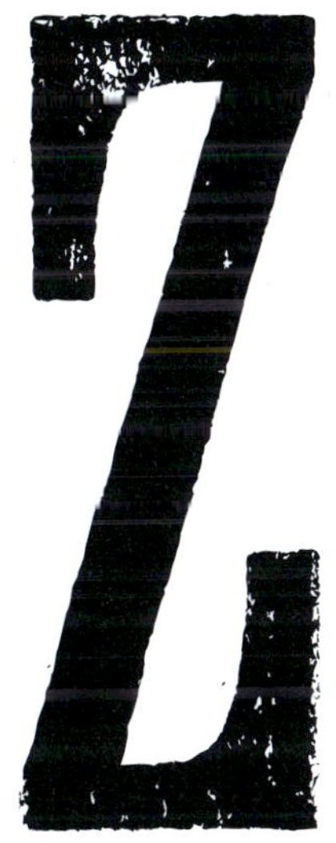

# Kinderzahnheilkunde - Gesunde Zähne von Anfang an!

Fragt man einen Zahnarzt, ab wann im Idealfall mit der Zahnpflege bei Kindern begonnen werden sollte, dann erhält man als Antwort: »Direkt nach der Geburt.« Das mag vielleicht im ersten Moment etwas erstaunen, aber die Ausbildung der Zähne beginnt bereits am 40. Tag, also noch im Mutterleib, wenn der Fötus etwa acht Millimeter groß ist. Die Ansätze für die bleibenden, zweiten Zähne sind schon bei der Geburt vorhanden. Die Ernährung der schwangeren Mutter spielt daher eine sehr wichtige Rolle für die Ausbildung der Zähne des Kindes und deren Schicksal. Auch wenn die Milchzähne nicht für die Ewigkeit vorgesehen sind, brauchen sie doch eine sehr gute Pflege.

## Milchzähne - keine Zähne für die Ewigkeit

Milchzähne sind klein, haben einen dünnen Schmelz und werden daher schneller kariös als bleibende Zähne. Daher ist das Zähneputzen der Milchzähne so wichtig und sollte bereits mit dem ersten Milchzahn beginnen, der in der Regel ab dem sechsten Lebensmonat kommt. Noch besser wäre es allerdings, schon vor dem ersten Zahn mit der Mundhygiene zu beginnen bzw. die Entwicklung des heranwachsenden Kiefers zu beobachten und rechtzeitig darauf zu reagieren. Denn die Entwicklung des Kiefers beginnt viel früher und wird schon durch das Stillen beeinflusst. Beim Saugen an der Mutterbrust entwickelt das Baby einen starken Saugreflex, der für eine gut ausgeprägte Mundmuskulatur notwendig ist. Die melkenden Bewegungen beim Saugen erzeugen im Mund Unterdruck und führen die Schädelknochen in die richtige Position zueinander. Da das Kiefergelenk außerdem in enger Verbindung zum Becken steht, sollte bereits nach der Geburt ein Auge auf den Kiefer geworfen werden. Durch unzureichendes Stillen wird die Mundmuskulatur geschwächt, sodass das Vorschieben des Unterkiefers verhindert wird. Dadurch findet bei der Atmung kein ausreichender Lippenschluss statt, auf den beim Säugling vor allem beim Schlafen geachtet werden sollte, weil die Atmung für das Wachstum, die Entwicklung und die Reifung des Heranwachsenden eine wesentliche Rolle spielt. Eltern haben dafür Sorge zu tragen, dass sich die Zähne ihres Heranwachsenden in einem störungsfreien Mundraum (her-)ausbilden können.

**Der Speichel der Eltern wird auf das Kleinkind übertragen, wenn sie den Schnuller abschlecken, bevor er wieder dem Kind in den Mund gegeben wird. So können Kariesbakterien übertragen werden.**

Sind die Mandeln verdickt und hat die Zunge nicht mehr ausreichend Platz, so rutscht sie in der Ruheposition nach vorne und unten in den Mundraum. Reflexartig wird dann die Zunge beim Schlucken gegen die Seitenzähne oder die unteren Schneidezähne gepresst. Der Schluckvorgang ist damit nicht so, wie er sein sollte, denn im Idealfall liegt die Zungenspitze hinter den oberen Schneidezähnen am Gaumen.

»Lange Zähne bekommen«

*Man bekommt lange Zähne, wenn man auf etwas Lust bekommt oder etwas haben möchte.*

Wie lange die Zähne werden, hängt unter anderem auch von der Zunge und ihrer Lage ab. Die einander gegenüberliegenden Zähne wachsen nämlich solange aufeinander zu, bis sie Kontakt zueinander haben. Wenn die Zunge hier falsch mitspielt und sich beim Zusammenbeißen zwischen die Seitenzähne legt, lässt sie die Backenzähne diesen Kontakt nicht finden. Eine falsche Position der Zunge führt dazu, dass die Schneidezähne nicht die notwendige Höhe erreichen. Ideal wäre ein vertikaler Überbiss im Schneidezahnbereich von zwei bis drei Millimetern.
Die Zunge kann auch eine falsche Oberkieferausformung bedingen, die mit einem Spitzgaumen oder Schmalkiefer einhergeht. Diese

Fehlstellung kann wieder ursächlich für eine schiefe Nasenscheidewand sein, da sich der Nasenboden nicht senken kann. Der unerfreuliche Kreislauf geht weiter: Bedingt durch die Störung im Nasenbereich atmet das Kleinkind fast ausschließlich durch den Mund. Dieser trocknet dadurch leichter aus, der Lymphstau nimmt zu und eine Nasenatmung ist kaum mehr möglich. Aufgrund der Mundatmung kommt es zur Reizung und Verdickung der Nasenpolypen und Rachenmandeln, weil diese bei der Einatmung weder gewärmt, noch gereinigt oder angefeuchtet werden. Zudem leiden die Zähne unter dem veränderten Milieu im ausgetrockneten Mund. Somit wird verständlich, welche essenzielle Funktion die Zunge bei der Ausbildung der Milchzähne einnimmt.

### Woran erkennt man, dass Babys zahnen?

- Sie haben weniger Appetit, aber eine gute Verdauung.
- Sie knabbern auf der eigenen Faust herum.
- Ihre Wangen sind gerötet und heiß.
- Sie haben (Zahn-)Fieber.
- Ihr Zahnkiefer ist geschwollen, gerötet und empfindlich.
- Sie haben vermehrten Speichelfluss.
- Sie weinen oder schreien häufiger, sind übel gelaunt und schlafen schlecht.

Das Milchzahngebiss besteht aus 20 Milchzähnen, die nach und nach, beginnend etwa ab dem sechsten Lebensmonat, durchbrechen. Da jedes Kind seinen eigenen »Zahn-Fahrplan« hat, zahnt das eine früher, das andere erst später. So kann es bis zum dritten Lebensjahr dauern, bis alle Milchzähnchen erschienen sind. Auch wenn sie noch nicht sichtbar sind, angelegt sind die ersten Zähne im Kiefer bereits während der Schwangerschaft.
Die Lage der ersten Zähnchen kann man im Alter zwischen sechs und zehn Monaten an den kleinen Unebenheiten im Zahnfleisch erkennen.

Das **Milchzahngebiss** besteht aus:

- 4 Schneidezähnen im Oberkiefer
- 4 Schneidezähnen im Unterkiefer
- 2 Eckzähnen im Oberkiefer
- 2 Eckzähnen im Unterkiefer
- 4 Mahlzähnen im Oberkiefer
- 4 Mahlzähnen im Unterkiefer

Wir brauchen die Milchzähne, um Nahrung zu zerkleinern, als Platzhalter für die »Zweiten« und für die Sprachentwicklung, denn viele Laute werden durch das Zusammenspiel von Zunge und Zähnen gebildet. Wenn nun ein Milchzahn zu früh verloren geht, kann er die Platzhalterfunktion nicht mehr erfüllen und seine benachbarten Zähne kippen in die entstandene Zahnlücke. Sie sind dann nicht mehr gerade, sondern schief und der kommende bleibende Zahn kann sich nicht mehr in den für ihn vorgesehenen Platz einordnen. Die Folge sind Zahnfehlstellungen für die eine Zahnregulierung notwendig ist.
Auch wenn die Milchzähne nicht für die Ewigkeit sind, müssen sie sehr behutsam behandelt werden, damit man die »Zweiten« möglichst lange bei guter Zahngesundheit behält. Man bedenke, dass der erste bleibende (Schneide-)Zahn im Unterkiefer bereits im Alter von etwa sechs Jahren durchbricht.

Karies kann durch das Fläschchen ausgelöst werden! Dabei ist es relativ egal, welche Flüssigkeit sich im Fläschchen befindet. Babymilch und Kindertees enthalten oft Zucker, der den Kariesbakterien einen wunderbaren Nährboden bietet. Auch stark verdünnte Säfte können den gleichen Schaden anrichten. Das Problem ist, dass Babys oft während des Trinkens einschlafen, sodass der letzte Schluck noch viele Stunden im Mundraum bleibt. Da Babys nachts noch wenig Speichel bilden, der den Zucker und die Säuren im Mund neutralisiert, können sich die Bakterien dort wunderbar vermehren. Fläschchenkaries erkennt man an den weißen Flecken auf den Oberkieferzähnen oder an Belägen an den oberen Schneidezähnen, die sich beim Putzen nicht mehr entfernen lassen. In diesem Fall muss

rasch gehandelt werden, denn der Verlauf dieser Kariesform ist sehr, sehr schnell! Gewöhnen Sie möglichst rasch Ihrem Kind das Fläschchen ab und suchen Sie einen Zahnarzt auf, bevor die Zähne zunehmend schlechter werden und abbrechen.
Es ist daher ratsam, Kinder nicht zu lange an der Flasche nuckeln zu lassen, vor allem nicht in der Nacht.

Wenn die Milchzähne zu wenig Pflege bekommen, sich Karies bildet oder sie sogar unter Eiter stehen, kann das zu einem geschwächten Immunsystem führen. Außerdem kann der Zahnschmelz des bleibenden Zahnes, der noch im Kiefer unter dem Milchzahn »ruht«, nachhaltig geschädigt werden.
Zudem verursacht Karies auch im Milchgebiss (starke) Schmerzen. Im schlimmsten Fall kann ein unbehandelter eitriger Milchzahn eine schwere, sogar lebensbedrohliche Knochenentzündung verursachen, die nur mit (stationärer) Antibiotikagabe therapiert werden kann. Daher sollte man geschädigte Milchzähne entsprechend sanieren. Besser wäre aber natürlich, es gar nicht erst so weit kommen zu lassen!

## Zahnpflege beim Milchgebiss

Ein gesundes, vollzähliges Milchgebiss ist die beste Voraussetzung für ein gesundes bleibendes Gebiss. Milchzähne haben einen dünneren Zahnschmelz und ihr Zahnnerv reicht bis knapp an die Zahnoberfläche heran. Daher benötigen sie einen besonderen Schutz vor Karies. Zahnpflege wird deshalb schon ab dem ersten Zahn empfohlen. Dafür reicht anfangs ein (weiches) Tuch, ein Wattestäbchen oder eine babygeeignete Zahnbürste, mit der das Zahnfleisch nicht verletzt wird.
Schon ab dem zweiten Lebensjahr verlangen die Zähne nach zweimaliger Pflege täglich, am besten mit fluoridhaltiger Kinderzahnpasta, weil Fluor der Kariesprophylaxe und der Wiedereinlagerung von Mineralien in den Zahnschmelz dient. Doch auch die beste Zahnhygiene garantiert keinen Schutz vor Karies, denn die Ernährung spielt bei der Zahngesundheit eine ebenso wichtige Rolle.

Was viele nicht wissen: Auch gesunde Nahrungsmittel wie Honig, Trockenfrüchte und Bananen schützen nicht vor Karies und sind für die Zähne nicht weniger unbedenklich als Schokolade. Ihr Genuss erfordert daher die gleiche Mundhygiene wie der von »ungesunden« Süßigkeiten.

Zuckerhaltige Getränke und Nahrungsmittel machen nicht nur dick, sondern schädigen auch die Zähne. Abwechslungsreiche Vollwertnahrung mit Vitaminen und Mineralien sind eine wichtige Voraussetzung für eine gute Zahnentwicklung. Für die Entwicklung eines guten, kräftigen Gebisses ist das Kauen harter Lebensmittel von Vorteil.

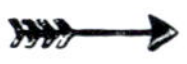

Milchzähne sind besonders kariesgefährdet! Kinder putzen in der Regel ihre Zähne ab dem sechsten Lebensjahr selbst, doch ein Überprüfen und Nachputzen ist in den meisten Fällen bis zum zwölften Lebensjahr notwendig, weil den Kindern sehr oft die nötige Feinmotorik fehlt.

Eltern mögen darauf achten, dass ihre Kinder besonders vor dem Schlafengehen ihre Zähne von Zahnbelägen befreien. Da nicht immer gründlich geputzt wird und gerne eine Seite oder einige Zähne ausgelassen werden, wird den Eltern geraten, so lange nachzuputzen, bis das Kind das Zähneputzen tatsächlich beherrscht. Nicht nur das Putzen selbst, sondern auch das Ausspucken der Zahnpasta muss anfänglich geübt werden. Für die Remineralisierung des Zahnschmelzes ist es notwendig, nur einmal mit wenig Wasser auszuspülen.
Da für manche Kinder das tägliche Zähneputzen kein Vergnügen ist, sollte man als Elternteil dabei spielerisch und phantasievoll umgehen. Das Erzählen einer Geschichte und die Beschreibung des Zahnarztes als Freund der Zähne, mit dem man gemeinsam gegen die Karies kämpft, kann dabei helfen. Seien Sie den Kindern außerdem ein gutes Vorbild und putzen Sie gemeinsam mit ihnen die Zähne.
Was tun, wenn ein Milchzahn von Karies befallen ist? Während man früher einen von Karies befallenen Zahn extrahierte, wird heutzutage die Karies entfernt und das Loch mit Füllmaterial wie beispiels-

weise Amalgam gefüllt. Eine Alternative zum quecksilberhaltigen Amalgam sind Komposite oder »Kunststoff-Füllungen«. Sie halten meist ein Milchzahnleben lang und belasten den Organismus nicht, brauchen aber viel Mitarbeit und Geduld seitens der Kinder. Seit einiger Zeit werden bunte Füllungen angeboten, die sich großer Beliebtheit unter den Kindern erfreuen und zu mehr Putzfreude anregen. Sie geben sogar Fluoride ab und bieten somit Schutz vor Karies.
In schlimmeren Fällen, bei sehr fortgeschrittener Karies, werden Milchzähne sogar mit weißen oder silberfarbenen Stahlkronen versorgt, um sie als Platzhalter erhalten zu können. Leider trifft man oft aus ästhetischen Gründen auf wenig Verständnis seitens der Eltern für diese Maßnahme.

Es gibt auch die Möglichkeit einer Zahnversiegelung der Milchzähne.

Eltern können einen sehr großen Beitrag zur gesunden Zahnentwicklung und Kariesprophylaxe ihrer Kinder und zur Qualität deren »Zweiten« leisten. Mit gesunder Ernährung (wenig zuckerhaltige Getränke und Nahrungsmittel) sowie einer sorgfältigen, regelmäßigen Zahnpflege hat der »Kariesteufel« wenig Chance.

## Erster Zahnarztbesuch

Der erste Zahnarztbesuch sollte auf jeden Fall innerhalb eines halben Jahres nach Durchbruch des ersten Milchzahnes erfolgen. Denn es ist Aufgabe des Zahnarztes, nicht nur die Zähne zu überprüfen und zu sanieren, sondern auch Empfehlungen hinsichtlich der Zahnpflege, der Zahn- und Kieferentwicklung sowie der Ernährung zu geben.

Die Zähne von Kleinkindern brauchen eine andere Zahnhygiene als diejenige von Pubertierenden, von Menschen in der Lebensmitte und von älteren Menschen. Der Zahnarzt ist ein Ansprechpartner für alle Altersstufen.

Beim ersten Zahnarztbesuch werden die Stellung und die Entwicklung der Zähne und das potenzielle Kariesrisiko beurteilt sowie schlechte (Ernährungs-)Gewohnheiten besprochen. Er ist wie ein Vorsorgetermin zu sehen, der dem Kleinkind in angenehmer, positiver Erinnerung bleiben soll. Denn wenn der erste Zahnarztbesuch erst aufgrund von Zahnschmerzen erfolgt, bleiben Zahnarzttermine zumeist mit Angst besetzt.

Kinderärzte empfehlen den regelmäßigen Zahnarztbesuch ab dem dritten Lebensjahr, besser wäre es aber, schon früher damit zu beginnen.

Es empfiehlt sich, als Elternteil das Kleinkind zu eigenen Zahnarztterminen, am besten zu Kontrollterminen, mitzunehmen, vorausgesetzt man bleibt dabei ruhig, ist schmerzunempfindlich und strahlt keine Angst aus, denn diese würde sich auf das Kind übertragen. Für das Kind ist es sehr wichtig, positive Erfahrungen mit dem Zahnarzt und seiner Umgebung zu machen. Als Vorbereitung auf den Zahnarzt kann es hilfreich sein, sich vom Kind in den Mund schauen und die Zähne zählen und berühren zu lassen.

»Jemandem auf den Zahn fühlen«

*Wenn man jemandem auf den Zahn fühlt, dann prüft man ihn kritisch.*

Das Kind muss auf den Zahnarztbesuch vorbereitet werden. Dabei sollen keine negativen Äußerungen wie »Es tut nicht weh!« gemacht werden. Besser ist es, zu sagen »Deine Zähne werden heute gründlich gereinigt und poliert.« oder »Manche Kinder sagen, es rumpelt und kitzelt manchmal ein wenig beim Zahnarzt«. Ohne diese Angst und den Schmerzstress verliert die Zahnbehandlung viel von ihrem Schrecken. Die meisten Behandlungsschritte beim Zahnarzt laufen tatsächlich schmerzfrei ab. Ziel des Zahnarztes ist, beim ersten Zahnarztbesuch mit dem Kind eine vertrauensvolle Beziehung herzustellen, sodass der zahnärztliche Rat gerne befolgt wird und Kontrolltermine nicht angstbesetzt sind und daher auch eingehalten werden.

## Die »Zweiten« kommen - Möge der Durchbruch gelingen!

Beim Wechsel von den Milchzähnen zum bleibenden Gebiss fallen Zähne aus und neue Zähne kommen hinzu. Das ist auch die Zeit, in der der Kiefer noch weiterwächst und somit Platz für die »Zweiten« schafft. Die Milchzähne sind nicht nur kleiner, sondern unterscheiden sich auch hinsichtlich der Zahnwurzellänge und der Beschaffenheit. Wenn nun das Kieferwachstum fortschreitet, rücken die Milchzähne auseinander, was das Gebiss lückenhaft aussehen lässt. Das darf und soll auch so sein.

**Die Dentition, der Durchbruch der Zähne aus dem Kieferknochen in die Mundhöhle, erfolgt eigentlich zweimal; zum ersten Mal, wenn die Milchzähne kommen, und zum zweiten Mal, wenn die »Zweiten« kommen.**

Der zweite Durchbruch, der Übergang vom Milchgebiss zum bleibenden Gebiss, erfolgt zwischen dem sechsten und dem zwölften Lebensjahr. Ausgenommen sind die Weisheitszähne, die frühestens ab dem 18. Lebensjahr durchbrechen können. In manchen Fällen verläuft die Dentition nicht störungsfrei, sondern erfolgt vorzeitig oder verzögert. Es kann auch vorkommen, dass Zähne nach Abschluss des Zahnwurzelwachstums die Kauebene noch nicht erreicht haben und nur ein Teil der Zahnkrone sichtbar ist oder sie sich an einer falschen Stelle im Kiefer herausbilden und für Störungen sorgen.

**Dysodontie bezeichnet eine Störung der Zahnanlage, Zahnfehlstellungen und Dentitionsstörungen, Dysgnathie hingegen eine angeborene Zahnfehlstellung, Kieferfehlstellung oder Bissfehlstellung. Unter Dysplasie versteht man eine Fehlbildung, Fehlgestaltung oder Unterentwicklung eines Organs oder Gewebes mit unzureichender Differenzierung.**

Die Reihenfolge des Zahndurchbruchs ist durch das Wachstum vorgezeichnet. Den ersten Durchbruch schaffen in der Regel die Schneidezähne im Unterkiefer, gefolgt von den ersten Backenzähnen und dann den Eckzähnen. Mit etwa sechs Jahren bricht schon der erste bleibende Backenzahn durch, der sich hinter dem letzten Milchbackenzahn positioniert. Während dies oft unbemerkt bleibt, ist der Verlust der Unterkieferschneidezähne ab dem siebenten Lebensjahr für jeden sichtbar. Schneidezähne, Eckzähne und Backenzähne ersetzen die Milchzähne, für die Mahlzähne gibt es keine Platzhalter. Die Mahlzähne 6,7 (und 8 – Weisheitszahn) kommen nur einmal. Sie werden von den Eltern fälschlich oft für Milchzähne gehalten und leider vernachlässigt. Die vollständige Entwicklung der zweiten Zähne dauert ungefähr acht Jahre und mit etwa 14 Jahren ist dieses »Kommen und Gehen« von Zähnen, mit Ausnahme der Weisheitszähne, abgeschlossen. Danach besitzt man in der Regel 32 Zähne (inklusive Weisheitszähne), die man so lange wie möglich erhalten sollte.

## Zahnspangen für Kinder - ein Muss?

Sobald die »Zweiten« im Anmarsch sind, stellt sich für viele Eltern die Frage nach dem endgültigen Gebiss bzw. der Zahnstellung. Die Frage »Braucht mein Kind gerade Zähne?« hört man immer wieder in Zahnarztpraxen.

Zahnspangen für Kinder gibt es schon lange und sie sind mittlerweile zum Kultobjekt für Kinder und Jugendliche geworden. Doch die schicken, inzwischen auch bunten Zahnspangen haben ihre Tücken und sind nicht ganz unproblematisch. Die Kinder kommen damit schon in jungen Jahren mit hochallergenen Metallen wie Nickel in Kontakt, da die Drähte diese leicht korrodierbaren Substanzen enthalten. Außerdem verursacht jede zu enge bzw. starre Verbindung zwischen zwei Zähnen eine Blockade, die sich störend auf den gesamten Organismus auswirken kann.

Wichtig ist es, die Kinder nach dem Einsetzen einer Zahnspange zu beobachten. Was hat sich an ihnen verändert? Sind sie vielleicht unkonzentrierter und ängstlicher als davor? Auch eine veränderte Verdauung kann auf die Belastung durch die Zahnspange bzw. die Fixierungsdrähte zurückgeführt werden. Aber auch positive Entwicklungen sind dank der Zahnspange möglich: So wurde beobachtet, dass Zahnregulierungen Lernprobleme verringern können. Auch pubertäre Gemütsschwankungen sowie Konzentrationsprobleme lassen sich durch kieferorthopädische Maßnahmen behandeln, wenn sich dadurch die Körperhaltung und die Nasenatmung verbessern. Das Lösen von Blockaden durch die Ausrichtung der Schädelknochen bewirkt eine bessere Sauerstoffversorgung des Gehirns, wodurch dem Kind das Lernen leichter fällt.

**Die ganzheitliche Kieferorthopädie hat auf viele Probleme eine Antwort, kann jedoch nicht alle lösen. Eine allgemeingültige Lösung kann es hier daher nicht geben.**

In der heutigen Zeit spielen bereits bei Kindern und Jugendlichen das Aussehen und die Kleidung eine wichtige Rolle. So trägt für manche Heranwachsenden das persönliche Erscheinungsbild, zu dem auch schöne, gerade Zähne gehören, zu mehr Wohlbefinden und einem besseren Selbstwertgefühl bei. Ziel der zahnärztlichen Behandlung ist jedoch die Korrektur der Kieferstellung, um einen einwandfreien Biss von Ober- und Unterkiefer zu ermöglichen, Platz für die »Zweiten« zu schaffen oder Fehlstellungen von einzelnen Zähnen zu korrigieren. Wenn man eine kieferorthopädische Korrektur andenkt, wäre es wichtig, diese so früh wie möglich zu machen, solange das Kieferwachstum noch nicht abgeschlossen ist bzw. sich noch nicht verlangsamt hat. In den meisten Fällen wird damit zwischen dem elften und zwölften Lebensjahr begonnen, wobei für gewisse Korrekturen (z. B. Kreuzbiss im Milchgebiss oder extreme Frontzahnstufe) schon ein früherer Zeitpunkt besser wäre. Die Behandlung im Wechselgebiss dauert im Allgemeinen zwischen zwölf und 18 Monaten. Kieferorthopädische Maßnahmen mit Spangen können jedoch zu jeder Zeit, während des ganzen Lebens vorgenommen werden.

## Zähne reagieren auf schlechte Gewohnheiten

Manche Zahnfehlstellungen sind aufgrund der schlechten Anlage vorgegeben, andere haben wir uns selbst und unseren schlechten Angewohnheiten zuzuschreiben. Daumenlutschen, Saugen am Schnuller, Lippenbeißen, Kauen an Gegenständen wie an Stiften

oder Saugen an Stofftieren mögen einen beruhigenden Effekt für manche haben, dienen als Einschlafhilfe oder wirken unterstützend in stressigen Situationen, doch die langfristigen Auswirkungen für den Kiefer, die Zähne und die Zahnmuskeln sind nicht immer erfreulich. Abhängig von der Häufigkeit und Intensität können diese Gewohnheiten den Kiefer verformen und die Zahnstellung verändern. Durch das Daumenlutschen kann sich der Oberkiefer schmal und spitz nach vorne ziehen, sodass der Zunge weniger Platz bleibt und sich die oberen Schneidezähne zwangsläufig in eine fehlerhafte Stellung hin entwickeln. Dazu kann ein falsches Schluckmuster kommen. Zähneknirschen, Zähnepressen, Zungenpressen, Wangensaugen oder Nägelkauen sind weitere Angewohnheiten, die nicht nur bei Jugendlichen, sondern auch bei Erwachsenen beobachtet werden und unbewusst oder bewusst ablaufen. Sie sind zumeist stressbedingt und dienen dem Spannungsabbau.
Da sich diese Gewohnheiten ungünstig auf die Zähne, das Zahnfleisch, das Kiefergelenk und später auf den Zahnersatz auswirken und zu Kopfschmerzen, Gesichts- und Nackenverspannungen führen können, sollte man sich bemühen, diese dem Kind bzw. sich selbst abzugewöhnen.

**Tipps für Eltern:**

- Wenn das Kind den Schnuller liebt, sollte dieser möglichst weich sein und leicht aus dem Mund fallen können.
- Der Schnuller sollte nicht länger als bis zum dritten Geburtstag verwendet werden, da sich sonst ein offener »Schnuller-Biss« bildet, der sich von selbst nicht mehr korrigiert.
- Stillen Sie das Kind – sofern möglich – mindestens sechs Monate lang zur Herstellung des harmonischen Gleichgewichts von Kiefer- und Gesichtsmuskeln!
- Knäckebrot, rohes Gemüse, Obst und auch Fleisch aktivieren den Kauapparat, was in der Entwicklungsphase des Kindes wichtig ist!
- Spielerisches Üben, wie Grimassenschneiden, lustige Zungenübungen und Lippenbewegungen oder Lebensmittel mit geschlossenen Augen zu essen, macht Kindern Spaß und dient der Zahngesundheit.

## Kaugummikauen ist erlaubt, aber ...

Das Kaugummikauen erfreut sich seit vielen, vielen Jahren großer Beliebtheit und wird als positiv, beruhigend und aufputschend empfunden. Der Kaugummi sorgt nicht nur für frischen Atem, sondern hat noch andere positive Eigenschaften. Regelmäßiger Genuss von Kaugummi senkt das Kariesrisiko um bis zu 40 %, denn er lässt den pH-Wert im Mundraum durch Speichelproduktion steigen, sodass die gefährliche Säurebildung unterbunden werden kann, und sorgt damit für die Remineralisierung des Zahnschmelzes. Kaugummikauen hilft gegen Mundtrockenheit (Xerostomie), verringert Anspannungen, wirkt stressabbauend, fördert die Konzentration, unterstützt beim Gewichtsmanagement, hilft den Ohren beim Druckausgleich und hat reinigende Wirkung auf die Zähne, erstens durch die Speichelproduktion und zweitens durch die mechanische Reibung von Lippen, Wangen und Zunge auf den Zähnen. Durch die Mineralien Kalzium und Phosphat aus dem Speichel werden die Zähne gehärtet, was der Bildung von Entkalkungen entgegenwirkt. Wo kein Zahnbelag, da weniger Zahnfleischentzündungen und weniger Karies. Der kariesmindernde Effekt des Kaugummikauens tritt schon nach wenigen Minuten ein. Zuckerfreie Zahnpflegekaugummis dienen als Prophylaxe zwischendurch, ersetzen aber nicht das Zähneputzen. Kaugummikauen ist eine gute Alternative zum Zähneputzen nach dem Essen, wenn er 15 bis 20 Minuten lang danach gekaut wird, vorausgesetzt er ist zuckerfrei.

Xylit, chemisch Pentanpentol, kommt vor allem in der Lebensmittelindustrie als Zuckeraustauschstoff zum Einsatz. Zuckeraustauschstoffe und Süßstoffe sind Zuckerersatzstoffe, die man statt Zucker zum Süßen verwendet. Sorbit (E420), Mannit (E421), Isomalt (E953), Maltit (E965), Laktit (E966) und Xylit (E976) sind Zuckeraustauschstoffe. In die Gruppe der Süßstoffe fallen Aspartam (E951), Saccharin (E954), Aesulfam (E950), Cyclamat (E952) und Neohesperidin DC (E959).

Xylit hat verglichen mit gewöhnlichem Haushaltszucker (Saccharose) keine schädigende Wirkung auf die Zähne, sondern sogar antikariogene, obwohl es geschmacklich und die Süßkraft betreffend dem Haushaltszucker sehr ähnlich ist. Xylit wirkt auf der Zunge kühlend und hat im Vergleich zu Saccharose (etwa 4 kcal pro Gramm) nur einen Kaloriengehalt von 2,4 pro Gramm. Da es im Körper ohne Insulin verstoffwechselt wird, ist es auch für Diabetiker geeignet. Im Übrigen wird Xylit auch in unserem Körper produziert.

Weitere Vorteile von Xylit sind die Anregung der Speichelproduktion, die Remineralisierung der Zahnsubstanz, die leichtere Entfernung von Plaque und Zahnstein und die glättende Wirkung auf die Zahnoberfläche. Für eine optimale Zahnpflege werden zwischen 5 und 10 Gramm Xylit täglich in Form von Kaugummi, Pulver oder Bonbons empfohlen. Eine zu hohe Dosis kann anfänglich abführend wirken.

Beim Kauen von Kaugummi werden Hirnbereiche angeregt, die der Stressbewältigung dienen. Die Blutzufuhr zum Gehirn wird durch das Kauen von Kaugummi um bis zu 25 % erhöht. Da ein Kaugummi lediglich 2 bis 22 kcal enthält, die Stoffwechselrate um etwa 20 % erhöht und man beim Kaugummikauen rund 11 kcal pro Stunde verbraucht, ist es auch eine Unterstützung beim Gewichtsmanagement. Weil Kaugummikauen die Speichelproduktion erhöht und zum verstärkten Schlucken anregt, dient es außerdem Passagieren zum Druckausgleich der Ohren bei Start und Landung im Flugzeug.

Kaugummis gibt es viele verschiedene – mit oder ohne Koffein, mit Frucht- oder Minzgeschmack, mit Guarana, Vitamin C, Propolis oder Menthol, gegen Reiseübelkeit, zum Abnehmen oder zur Zahnpflege.

Da Kaugummis aus Chemikalien und synthetischen Inhaltsstoffen bestehen, die sich beim Kauen aus der Masse lösen, über die Mundschleimhaut aufgenommen werden und nach dem Schlucken des Speichels über den Verdauungstrakt in den Blutkreislauf gelangen können, sind sie, so ihre Kritiker, nicht ganz so harmlos. Doch wenn man einen Kaugummi verschluckt, muss man sich keine Sorgen machen, denn er verlässt unverdaut den Körper.

Kaugummis sind nicht biologisch abbaubar, weshalb es meist Jahre dauert, bis sie zerfallen. Daher sollten sie nicht achtlos ausgespuckt werden, da sie ein echtes Problem für die Stadtreinigung darstellen.

Übertreiben sollte man das Kaugummikauen jedoch nicht, denn das Kiefergelenk könnte mit knallenden oder klickenden Geräuschen oder Schmerzen reagieren.

**Wenn man Kindern das Kaugummikauen erlaubt, dann sollte man zwei Regeln dafür aufstellen:**

- Kaugummi gekaut wird immer mit geschlossenem Mund!
- Nach dem Kauen wird der Kaugummi in Papier eingewickelt und in den Mülleimer geworfen!

## Die Rolle der Eltern bei der Zahnbehandlung ihrer Kinder

Kinder mit irrationalen Ängsten vor dem Zahnarzt sowie unkooperative Kinder stellen ein Hauptproblem in der Kinderzahnheilkunde dar. Die Behandlung dieser Kinder verursacht bei vielen Zahnärzten ziemlichen Stress.

Der Zahnarzt sollte im Umgang mit Kindern nie als Drohmittel verwendet werden! Sätze wie »Der Zahnarzt wird bohren und das tut sehr weh!« sind tabu, wenn das Kind nicht Zähneputzen will!

Stattdessen sollte dem Kind vermittelt werden, dass der Zahnarzt ein Helfer ist, wenn es den Zähnen schlecht geht. Man sollte nicht in erster Linie von Schmerzen sprechen, sondern erwähnen, dass der Zahn ein lebendiges Gewebe ist, das merkt, wenn jemand an ihm arbeitet, so wie die Nase es merkt, wenn man sie putzt, oder das Ohr, wenn man es zwickt, oder der Bauch, wenn man ihn kitzelt. Sprechen Sie mit Ihrem Kind über die Angst, sie ist Teil unseres Lebens. Die Gefühle und darunter die Angst, die man hat, sind real und können nicht weggeredet werden. »Du brauchst keine Angst zu haben!« würde dem Kind suggerieren, dass es seinen eigenen Gefühlen nicht trauen darf. Man sollte deshalb nicht versuchen, dem Kind diese Angst auszureden. Stattdessen ist es wichtig, es darin zu bestärken, dem Zahnarzt – trotz ängstlicher Gefühle – Vertrauen schenken zu können. Das Kind wird eine positive Lebenserfahrung gemacht haben, wenn es trotz Angst eine erfolgreiche Behandlung hinter sich gebracht hat, denn es macht Kinder stolz und stärkt ihr Vertrauen in die Welt und in sich selbst, ihre Angst zugunsten einer erfolgreichen Behandlung besiegt zu haben.

Unter Resilienz (= »zurückspringen«, »abprallen«) versteht man die Fähigkeit, Krisen zu bewältigen, indem man sich einer Situation stellt, auch wenn sie unbekannt ist, mit Unannehmlichkeiten verbunden ist und Angst macht. Das kann man nicht früh genug lernen!

Auch Sätze wie »Es tut nicht weh.« und »Es dauert nur ganz kurz.« sind nicht angebracht. Denn wenn es nun doch wehtut oder länger als nur ganz kurz dauert, dann wurde das Kind angelogen. Kinder sind diesbezüglich sehr empfindlich und ihr Vertrauen in das, was die Erwachsenen sagen, wird schnell erschüttert. Stattdessen kann Folgendes gesagt werden: »Es dauert so lange, bis der Zahn sauber ist, die Kariesteufel herausgeputzt sind, und sie deinen Zahn nicht mehr als Wohnung benützen können.« Oder: »Der Zahn spürt die Behandlung.« Das ist keine Lüge und lässt Raum für die eigenen Empfindungen des Kindes.
Manche Kinder sind beim Zahnarzt tapferer, wenn die Eltern währenddessen draußen warten oder wenn sie mit dem Bruder oder der Schwester, mit Oma, Opa, Tante oder dem Vater statt der Mutter kommen. Die eigenen Ängste übertragen sich oft auf das Kind, denn »Wenn die tolle Mama oder der große Papa schon Angst haben, dann muss da wirklich etwas Schreckliches passieren!« Dem Kind sollen keine Dinge nahegelegt werden, vor denen man sich selbst fürchtet. »Na, tut es schon weh?« und »Na, hast du schon einen Brechreiz?« sind Fragen, die nicht gestellt werden sollen, denn ein folgsames Kind wird bestimmt mit »Ja« antworten. Man darf als Elternteil während der Zahnbehandlung den Fokus nicht auf die unangenehmen Dinge lenken, die man selbst (be-)fürchtet, und die

eigenen Ängste nicht auf das Kind übertragen. Für liebende Eltern ist es nicht leicht, ihr Kind (beim Zahnarzt) weinen und schreien zu sehen und zu hören. Aber wenn keine Gewalt angewendet wird, die das Kind in die Behandlungssituation zwingt, und niemand böse aufgrund des Geschreis ist, dann nimmt es keinen Schaden. Weinen ist erlaubt, wenn man Angst hat, unwillig und wütend ist oder Schmerzen hat; für jeden von uns, nicht nur für Kinder! Weinende Kinder und vor allem schreiende Kinder haben oft den Mund weit offen. Das kann der Zahnarzt nützen, um seine Arbeit zu machen. Hinterher soll das Kind gelobt werden, dass der Mund »soooooo« weit offen war. Dieses Lob ist ehrlich gemeint und nicht zynisch, denn keiner wird böse, wenn ein Kind weint und schreit und der Mund dabei so wunderbar offen ist. So wird dem Kind seine Angst nicht ausgeredet, sondern es bekommt Vertrauen in seine eigenen Gefühle sowie Vertrauen darauf, dass die Erwachsenen ehrlich sind und die Wahrheit sagen.

Ein verantwortungsvoller Zahnarzt wird lauten Kindern einen Termin am Ende eines Ordinationstages geben, weil es für wartende Patienten nicht angenehm ist, wenn im Behandlungszimmer ein kleiner Patient weint.

Für die Eltern ist es abschließend befriedigend, zu sehen, wie ein eben noch in Tränen aufgelöstes Kind unmittelbar nach erfolgreicher Behandlung strahlend zur Geschenkelade geht, zielsicher eine Belohnung nimmt, sich anerkennend die Hand schütteln lässt und winkend den Behandlungsraum verlässt.
Eine erfolgreiche Zahnbehandlung ist für das Kind eine Belohnung. Die Anerkennung seines Mutes und Durchhaltevermögens stärkt das Selbstvertrauen des Kindes, macht es stolz auf seine Leistung und hilft ihm, auch in anderen Situationen durchzuhalten. Das Versprechen eines tollen Geschenkes oder der Besuch im Spielwarenladen macht behandlungsunwillige Kinder hingegen erfahrungsgemäß nicht kooperationsbereiter. Denn ein Kind, das zur Mitarbeit zu bewegen ist, schöpft seine Belohnung aus dem Gefühl, etwas Tolles geleistet zu haben, und braucht in der Regel keine zusätzlichen materiellen Anreize um wiederzukommen. Durch sie

besteht nämlich die Gefahr, dass das Kind eventuell später ohne Aussicht auf ein materielles Geschenk nicht mehr bereit ist, sich behandeln zu lassen. Die beste Motivation für das Kind, wieder zum Zahnarzt zu kommen, ist daher ehrliches Lob und Anerkennung für den aufgebrachten Mut und die gute Mitarbeit.

Wenn der Zahnarzt und das Kind die gleiche Sprache sprechen, müssen die Eltern nicht jedes Wort, das der Zahnarzt an ihr Kind richtet, wiederholen. Das behindert und verzögert den Vertrauensaufbau zwischen dem Kind und dessen Zahnbehandler. Ein einfühlsamer Zahnarzt wird auch keine Wörter oder medizinischen Fachbegriffe verwenden, die das Kind nicht versteht.

Als Eltern leistet man die beste Hilfestellung für das Kind, wenn man sich nur dann aktiv in die Interaktion zwischen Zahnarzt und Kind einbringt, wenn dies tatsächlich aus medizinischer und psychologischer Sicht notwendig ist. So kann eine rasche, effiziente und für alle befriedigende Behandlung gewährleistet werden.

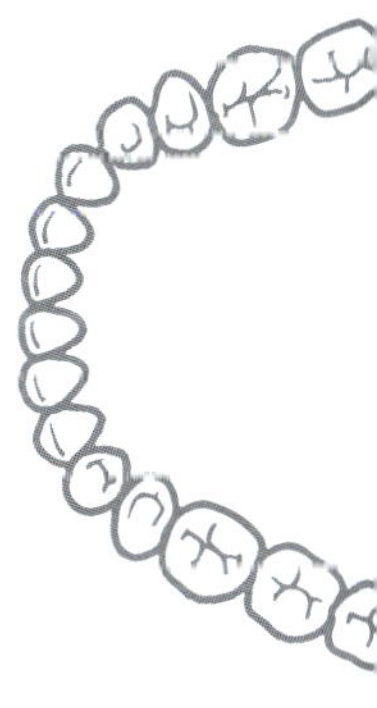

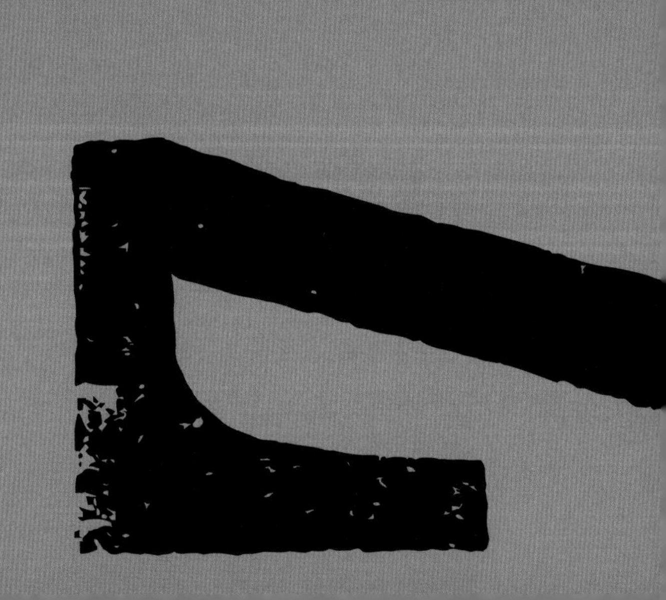

# Zahnprobleme des 21. Jahrhunderts

Gute Zahnhygiene mit geeigneten Hilfsmitteln

Putzschäden – zu viel oder zu wenig geputzt

Der Einfluss gesunder Ernährung auf unsere Zähne

Zahnbelag oder Zahnstein

Parodontose – nichts Neues

Verfärbungen – was die Zähne nicht mögen

Schlechte Körperhaltung – schlechte Zähne

Kranke Zähne – Packen wir das Übel an der Wurzel!

Mundgeruch – der Feind in meinem Mund

Sprechen mit den »Dritten«

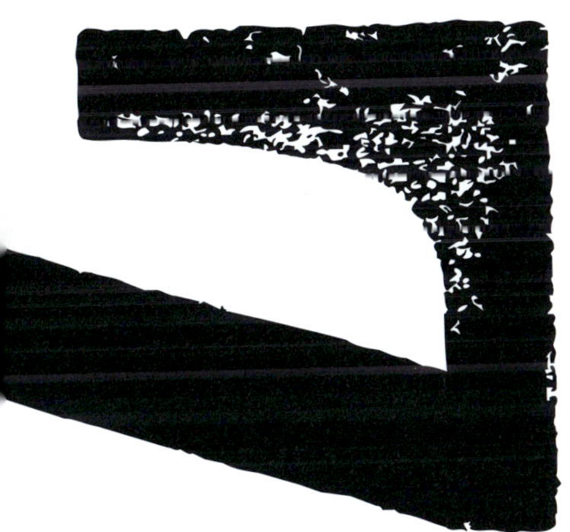

# Zahnprobleme des 21. Jahrhunderts

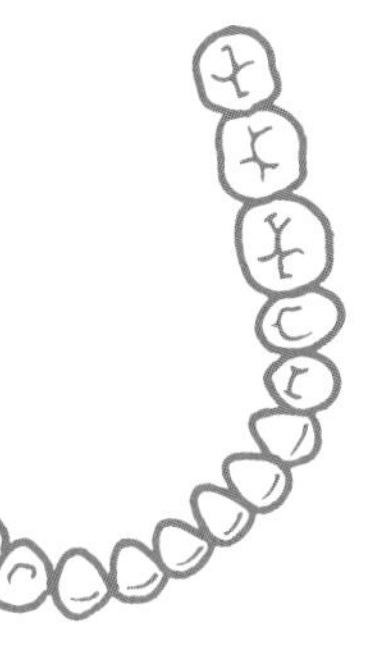

Zähne sind lebendig. Sie verändern sich im Laufe des Alters und sind verschiedenen inneren und äußeren Einflüssen ausgesetzt, für die wir zum Teil selbst verantwortlich sind. Viele Menschen fürchten sich davor, zum Zahnarzt zu gehen, da der Besuch zumeist mit Schmerzen verbunden ist. Aber das muss nicht sein, wenn die Zähne regelmäßig und richtig gepflegt werden. Unser Ziel sollte sein, jeden Zahn so lange wie möglich zu erhalten. Den Zähnen schaden nicht nur der Zucker und die Kohlenhydrate in der Nahrung sowie eine schlechte Zahnhygiene, sondern auch Stress, Nikotin und sogar das »gesunde« Obst.

## Gute Zahnhygiene mit geeigneten Hilfsmitteln

Sich für gesunde Zähne und gesundes Zahnfleisch einzusetzen, lohnt sich ein Leben lang. Es kostet nur ein wenig Zeit und Disziplin. Eine gute Zahnpflege ist wichtig, um die Zähne belagfrei zu halten, weil sich im Belag unerwünschte Bakterien schnell vermehren und sie dort viel Unheil anrichten können. Zwischendurch kann statt des Zähneputzens intensives Kauen fester Lebensmittel Abhilfe schaffen. Dies regt zusätzlich den Speichelfluss an und hilft bei der Interimspflege. Ein ausgewogener Mineralstoffgehalt im Mundraum ist ebenfalls von großem Nutzen für unsere Zahngesundheit. So empfiehlt es sich, nach dem Genuss von Saurem oder Süßem ein Glas Wasser zu trinken oder zuckerfreien Kaugummi zu kauen, um möglichst rasch wieder das gewünschte Säure-Basen-Gleichgewicht herzustellen und Bakterien wenig oder keine Chance zu geben.

Zähneputzen muss gelernt sein! Mit der richtigen Technik und den geeigneten Hilfsmitteln, der Zahnbürste, der Zahnpasta und der

Zahnseide, sollte es jedoch funktionieren. Obwohl die Zähne (in der Regel) täglich geputzt werden, gibt es keine allgemeingültigen Regeln bezüglich der Putztechnik und -dauer.

**Zahnbürste**

Im Handel finden sich viele verschiedene Zahnbürsten – elektrische und Handzahnbürsten, mit kleinem, mittlerem oder größerem Bürstenkopf, mit weichen, mittleren oder harten Borsten und in unterschiedlichen Farben und Designs. Von Zahnärzten wird eine weiche Zahnbürste mit einem kleinen Bürstenkopf und möglichst vielen abgerundeten Kunststoffborsten, die in kleinen Büscheln (multi tufted) angeordnet sind, empfohlen. Ob man elektrisch oder manuell bürstet, bleibt jedem selbst überlassen. Vor einiger Zeit fand man in sehr vielen Badezimmern elektrische Zahnbürsten, doch mittlerweile wird wieder vermehrt mit der Handzahnbürste geputzt. Auch wenn es die Anbieter nicht gerne hören, aber wichtiger als die Zahnbürste sind Putztechnik und Putzdauer. Allerdings sind die Meinungen dazu unterschiedlich. Putzt man zweimal täglich etwa drei Minuten sorgfältig die Zähne und lässt keinen Zahn aus, ist man auf der sicheren Seite.
Um die Bakterien auf der Zahnbürste nicht weiter gedeihen zu lassen, sondern um ihnen den Nährboden zu entziehen, sollte die Bürste nach dem Putzen gründlich abgespült und getrocknet werden. Hat man keine Zahnbürste zur Hand, kann vorübergehend der Kaugummi dabei helfen, die Zähne zu säubern. Die Zahnbürste lässt sich aber nicht ersetzen. Übrigens sollte sie alle acht bis zwölf Wochen erneuert werden.

**Elektrische Zahnbürste**

Egal ob man händisch oder elektrisch die Zähne putzt – die Technik ist entscheidend. Die elektrische Zahnbürste hat den Vorteil, dass sie die Putzarbeit erleichtert. Da für den Einsatz mit der elektrischen Zahnbürste wenige Handbewegungen notwendig sind, ist sie hilfreich bei körperlichen Einschränkungen wie Schulter- oder Handschmerzen. Beläge können damit schneller und einfacher entfernt werden. Nichtsdestotrotz wird von vielen Fachleuten mit

der elektrischen Variante ebenfalls eine Zahnreinigung von drei Minuten empfohlen. Ein integrierter Timer gibt meist die optimale Putzzeit vor.
Obwohl das Zähneputzen elektronisch sogar leichter und ohne viel Anstrengung geht, bevorzugen trotzdem viele Menschen die Handzahnbürste. Das mag zum einen an der eigenen Gewohnheit liegen, zum anderen aber auch daran, dass sich die Zahnoberfläche nach dem händischen Reinigen glatter anfühlt. In Kombination mit Zahnseide steht das Ergebnis mit einer Handzahnbürste dem mit einer elektrischen Zahnbürste tatsächlich kaum nach. Zu fest auf das Zahnfleisch darf man weder mit der einen noch mit der anderen drücken. Empfohlen werden Bürstenaufsätze mit abgerundeten, mittelharten oder weichen Borsten, weil damit schwer zugängliche Bereiche besser und sanfter gereinigt werden können.
Bei elektrischen Zahnbürsten muss jedoch beachtet werden, dass das Hinhalten der Zahnbürste auf die Zähne keinesfalls genügt, um die Zähne ordentlich zu säubern. Auch die elektrische Zahnbürste verlangt nach einer guten Putztechnik!

**Zahnpasta**

Zahnpasten gibt es unzählige. Eine gute Zahnpasta sollte keine groben Putzkörper enthalten und so »sensitiv« wie möglich sein, da sie für den täglichen Gebrauch bestimmt ist. Weißmacher-Zahnpasten für den regelmäßigen Gebrauch sind zu vermeiden! Beim Kauf einer Zahnpasta muss auch auf den Fluoridgehalt geachtet werden, denn Fluorid härtet den Zahnschmelz und schützt die Zähne. Zusätzlich kann einmal pro Woche Fluorid-Gel oder eine fluoridhaltige Mundspülung verwendet werden. Dass Fluor in der Zahnpasta Karies verhindern kann, zeigt der Rückgang von Karies bei Kindern in den letzten Jahrzehnten. Kinderärzte sind jedoch gegen das Fluor in Kinderzahnpasten, weil Kleinkinder (etwa bis zum vierten Lebensjahr) die Zahnpasta nach dem Putzen noch nicht ausspucken können. Zum Verzehr ist sie ja nicht geeignet. Die tägliche Versorgung mit Fluoridtabletten bei Säuglingen und Kleinkindern ist daher besser, wenngleich das Lutschen der kleinen Fluoridtabletten für viele ebenfalls ein Problem darstellt.

**Zahnseide**

Zahnseide gibt es gewachst oder ungewachst, dünn oder gefranst, mit oder ohne Aroma. Doch wird sie gerne ignoriert. Nur jeder Siebte verwendet sie in Deutschland. Das Verhalten der Österreicher ist diesbezüglich auch nicht wesentlich besser. Wenn man für eine Anwendung 50 Zentimeter Zahnseide benötigt, dann bräuchte man im Jahr 150 bis 180 Meter davon. Der Durchschnittsbürger hat jedoch einen »Jahresverschleiß« von lediglich vier Metern.

Zahnseide sollte einmal am Tag benützt werden, da auch die besten Zahnbürsten nicht in alle Zahnzwischenräume gelangen und dort sauber machen können. Genau dort sammelt sich der gefährliche Zahnbelag, der Karies und Parodontose verursacht. Mit der Zahnbürste erreicht man rund 60 % der Zahnoberfläche, die restlichen betreffen die Zahnzwischenräume sowie die Kontaktpunkte zwischen den Zähnen. Zu dicke und zu dichte Borsten sind dafür ungeeignet. Genau dafür brauchen wir die Zahnseide, die vor allem vor dem Schlafengehen eingesetzt werden sollte. Ob fluoridierte, gewachste oder ungewachste verwendet wird, ist eine Frage des persönlichen Geschmacks. Wichtig ist nur, dass sie Teil des täglichen Zahnpflegeprogramms ist, denn so haben Karies und Zahnstein wenig(er) Chance.

Der Gebrauch von Zahnseide ist etwas gewöhnungsbedürftig und es kostet Zeit und Übung, mit einem Faden zwischen den Zähnen »herumzufädeln«. Aber das sollten einem die Zähne wert sein. Denn Zahnstocher aus Holz oder Kunststoff sind keine guten Alternativen, da sie nicht reinigen und außerdem das Zahnfleisch verletzen können. Aber das Benutzen der Zahnseide muss gelernt sein:

Wenn man es weiß, ist die Anwendung von Zahnseide einfach! Man nimmt einen Faden von etwa 45 bis 50 Zentimetern Länge und wickelt ihn zweimal um den Mittelfinger. Das andere Ende wird so oft um den anderen Mittelfinger gewickelt, dass nur mehr ein Faden von etwa zehn Zentimetern zwischen den beiden Fingern übrig bleibt.

Nun wird mit der Zahnseide unter Zuhilfenahme des Daumens ein »C« geformt und um den Zahn gelegt.

Abschließend wird die Zahnseide vorsichtig vom unteren Zahnfleischrand bis zur Oberkante des Zahns etwa drei- bis viermal entlang jeder Kante (also zwischen zwei Zähnen) bewegt. Dabei darf man nie an der Anhaftung beginnen, sondern erst etwa einen Millimeter unter dem Zahnfleischsaum (Papille).

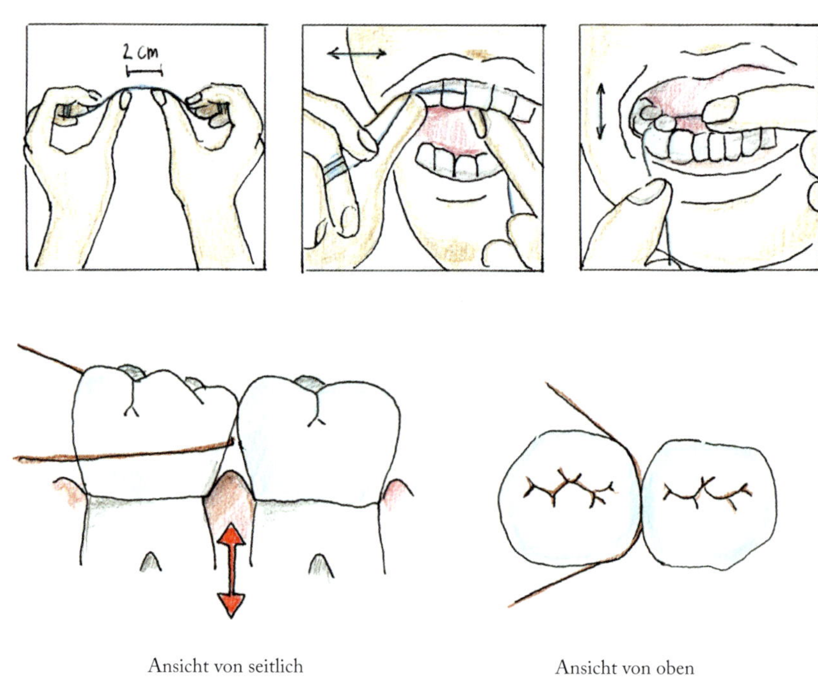


*Richtige Anwendung von Zahnseide*

Wenn man weiter von einem Zahn zum nächsten geht, rollt man die Zahnseide von dem Finger der einen Hand ab und die benutzte Zahnseide auf den Finger der anderen Hand auf. Der Daumen kann dabei als Orientierung dienen.

Das, was die Zahnseide aus den Zahnzwischenräumen entfernt hat, wird im Nachhinein mit der Zahnbürste beseitigt. Deshalb muss vorher die Zahnseide und danach die Zahnbürste verwendet werden.

**Interdentalbürstchen**

Als Ergänzung oder Alternative zur Zahnseide bei großen Zahnzwischenräumen oder bereits geschädigter Zahnfleischpapille können auch Interdentalbürstchen benützt werden. Interdentalbürstchen sind kleine Bürsten, die nicht direkt für die Zähne, sondern speziell für die Reinigung zwischen den Zähnen entwickelt wurden, wo eine normale Zahnbürste nicht hinkommt. Sie sind in vielen verschiedenen Größen und Farben erhältlich, da die Zahnzwischenräume naturbedingt unterschiedlich groß sind. Die entsprechende Größe, über die der Zahnarzt oder Mundhygieniker Auskunft geben kann, ist entscheidend für eine effektive Pflege.

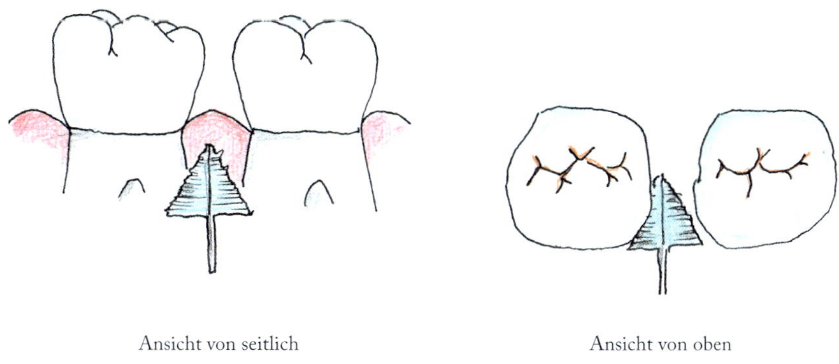

Ansicht von seitlich

Ansicht von oben

*Richtige Anwendung von Interdentalbürstchen bei großen Zahnzwischenräumen*

Interdentalbürsten werden einmal täglich, vorzugsweise abends, und ohne Zahnpasta verwendet. Dabei fährt man mit dem Bürstchen in jedem Zahnzwischenraum mehrmals vor und zurück. Der Bürstenhals lässt sich durch leichten Druck etwas biegen, um so besser zu den hinteren Backenzähnen zu gelangen. Dabei darf aber nie mit Gewalt gearbeitet werden, um die Zahnpapille nicht zu verletzen.

Das Interdentalbürstchen ist zu wechseln, sobald die Borsten abgenutzt sind.

**Mundwasser**

Das Mundwasser vermittelt durch seinen nachhaltigen, erfrischenden Geschmack das Gefühl von besonderer Sauberkeit und eignet sich gut für die kleine Mundspülung zwischendurch. Spülen mit dem Mundwasser ersetzt keinesfalls das Zähneputzen, weil die Beläge damit nicht entfernt werden können. Allerdings gibt es auch Mundwässer, die bakterienreduzierend wirken. Diese werden Patienten mit eingeschränkten Pflegemöglichkeiten empfohlen. Bestimmte Mundwässer mit medizinisch wirksamen Bestandteilen wie Chlorhexidin können jedoch auch die Behandlung bei entzündlichen Zahnfleischproblemen unterstützen. Da Mundwasser durch regelmäßige Anwendung zu Verfärbungen an Zähnen und Zunge führen kann, muss es mit Vorsicht verwendet werden. Mittlerweile gibt es jedoch eine neue ADS-Technologie (anti discolouration system), die Verfärbungen verhindert.

## Putzschäden - zu viel oder zu wenig geputzt

Mindestens zweimal täglich, ungefähr drei Minuten, nach einem bestimmten System, nicht zu fest und nicht mit ungeeigneten Hilfsmitteln!

Beim Zähneputzen kann man einiges falsch machen. Ein Großteil der Schäden wird durch eine zu aggressive Zahnpflege verursacht. Zu harte Zahnbürsten schieben das Zahnfleisch (leicht) zurück und legen so die Zahnhälse frei. Auch mit elektrischen Zahnbürsten kann ein Zahnschaden nicht ausgeschlossen werden, weshalb viele wieder zurück zur guten, alten Handzahnbürste greifen. Zahnpasten mit zu groben Putzkörpern können regelrecht den Zahnschmelz wegschmirgeln. Beim Putzen darf man nicht übertreiben, denn mit zu heftigen Schrubbbewegungen kann man das Zahnfleisch schädigen. Es zieht sich zurück und legt die Zahnhälse frei. Frei liegende Zahnhälse führen zwar nicht zu Zahnausfall, reagieren jedoch empfindlich auf Wärme und Kälte und sind ästhetisch kein schöner Anblick. Mit Kompositfüllungen (Überdeckung mit Kunststoff) kann dieses Zahnproblem medizinisch relativ einfach behoben werden, doch das Zahnfleisch bildet

sich nicht mehr von selbst wieder zurück. In vielen Fällen betrifft es nur einzelne Zähne, manchmal aber ganze Zahnreihen.
Das Zahnfleisch kann sich auch aufgrund von falscher Ernährung, zu viel Süßem oder Saurem, oder einfach genetisch bedingt zurückbilden. Obst und Obstsäfte, Müsli, Joghurt, Rohkost, Salatsaucen etc. enthalten Säuren, die den Zahn chemisch aufrauen können. Aus dem aufgerauten Zahn werden durch das Zähneputzen Kalzium und Phosphate herausgeschrubbt. Der Speichel leistet hier sehr gute Dienste, denn durch ihn wird der Zahn wieder remineralisiert.
Zahnputztechniken gibt es viele verschiedene, sie sind von Land zu Land, von Zahnarzt zu Zahnarzt, von Mensch zu Mensch unterschiedlich. Wichtig ist bei jeder, keinen Zahn zu vergessen, denn das rächt sich!

**Auf die richtige Putztechnik kommt es an!**

1. Verwenden Sie zu allererst Zahnseide für die Reinigung Ihrer Zahnzwischenräume!
2. Nehmen Sie nun Ihre Zahnbürste mit weichen Borsten mit etwas Zahnpasta und reinigen Sie zuerst die Kauflächen im Ober- und Unterkiefer mit kurzen Vor- und Rückwärtsbewegungen, also vom hintersten Zahn bis zum Eckzahn!
3. Setzen Sie die Zahnbürste im 45-Grad-Winkel an der Außenseite der Zähne auf und arbeiten Sie sich vom hintersten Backenzahn bis zur Mitte mit kleinen, kreisenden Bewegungen nach vorne.
4. Putzen Sie die Innenflächen der Zähne genauso wie die Außenflächen mit kleinen, kreisenden Bewegungen!
5. Schrubben Sie nicht und drücken Sie die Zahnbürste nicht zu fest auf die Zähne!
6. Vergessen Sie bei der Zahnpflege nicht auf die Zunge und reinigen Sie diese sanft mit der Zahnbürste oder vor dem Zähneputzen mit einem Zungenschaber!

Auch die beste Zahnpflege reicht zur Karies- und Parodontoseprophylaxe nicht aus und muss durch den Besuch bei der Zahnhygiene zweimal im Jahr ergänzt werden.

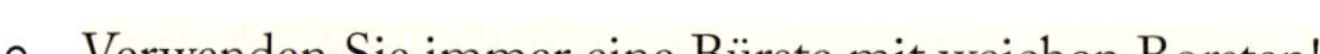

### Tipps zur Zahnpflege – Weil ich es mir wert bin!

- Verwenden Sie immer eine Bürste mit weichen Borsten!
- Reinigen Sie Ihre Zähne mit kleinen, kreisenden Bewegungen und schrubben Sie nicht!
- Putzen Sie mindestens zweimal täglich etwa drei Minuten die Zähne – auf jeden Fall am Morgen nach dem Aufstehen und am Abend vor dem Schlafengehen!
- Putzen Sie systematisch, also zuerst die Kauflächen oben und unten, danach die Außenflächen und zuletzt die Innenflächen! Vergessen Sie dabei keinen Zahn!
- Reinigen Sie die Zahnzwischenräume mit Zahnseide!
- Konzentrieren Sie sich beim Zähneputzen! Es hilft, sich dabei im Spiegel zu beobachten. Die Spiegelhöhe sollte für Kinder angepasst sein.
- Achten Sie auf gutes Licht im Badezimmer, wenn Sie Zähne putzen!
- Nach dem Verzehr von sauren Nahrungsmitteln (z. B. Orangen oder Äpfel) warten Sie etwa 30 Minuten mit dem Zähneputzen!
- Machen Sie Esspausen und geben Sie den Zähnen, aber vor allem dem Speichel, Zeit, sich zu regenerieren. Essen Sie lieber eine größere Portion Süßes auf einmal statt über den Tag verteilt! Das Gleiche gilt für zuckerhaltige Getränke: Lieber ein ganzes Glas Limonade auf einmal trinken als über den Tag verteilt! Besser wäre allerdings, im Sinne der Gesundheit, häufigen Zuckerkonsum zu vermeiden!
- Vermeiden Sie Süßes oder Klebriges, das zu lang an den Zähnen kleben bleibt! Spülen Sie Ihren Mund mit Wasser oder einem Mundwasser oder verwenden Sie zuckerfreien Kaugummi, um die Zähne zwischendurch zu säubern!
- Achten Sie auf die Qualität der Pflegeutensilien und erneuern Sie Ihre Zahnbürste alle acht bis zwölf Wochen!
- Gehen Sie einmal jährlich zum Zahnarzt, auch wenn Sie keine Zahnschmerzen haben!
- Gönnen Sie Ihren Zähnen zweimal jährlich eine professionelle Mundhygiene!

## Der Einfluss gesunder Ernährung auf unsere Zähne

Sich zahngesund zu ernähren heißt, auf zuckerhaltige Lebensmittel und Getränke möglichst zu verzichten und auf eine vollwertige, abwechslungsreiche Ernährung zu achten. Vitamine, Mineralstoffe und Spurenelemente sind wichtig für unsere Gesundheit. Aber wenn wir permanent etwas im Mund haben, also essen oder trinken, stört das die für die Zähne so wichtige Speichelbildung und Karies kann entstehen. Die Zähne brauchen eine Erholungsphase!
Zucker sowie zuckerhaltige Nahrungsmittel gelten als Hauptfeinde unserer Zähne. Obst und Obstsäfte sind zwar sehr gesund, enthalten aber viel Säure und Zucker. Dasselbe gilt für die weniger gesunden gesüßten Säfte, Eistees und Energy Drinks. Versteckter Zucker befindet sich auch in Fruchtjoghurts, Müslis etc., der nicht nur den Zähnen, sondern insgesamt der Gesundheit schadet. Dies gilt auch für Honig und Trockenfrüchte. Dabei handelt es sich zwar aufgrund der vielen Vitamine um besonders gesunde Produkte, aber für die Zähne sind sie genauso schädlich wie Zucker.

**Säuren greifen den Zahnschmelz und das Zahnfleisch an, sodass Karies und Parodontitis entstehen können.**

Vorsicht bei säurehaltigen Lebensmitteln wie Obst, Säften, Vitamin C, Apfelessig oder Joghurt! Sie lösen bestimmte Mineralstoffe aus dem Zahnschmelz heraus, sodass die Zahnoberfläche porös und somit anfälliger für weitere Schäden wird. Die schlimmsten Säure-Zahnkiller sind Essig, Energy Drinks, Eistee, Orangensaft, Apfelsaft, Coca Cola, Rotwein, Weißwein und Zitronensaft.
Äpfel sind zwar gesund, aber nur mit Maß und Ziel genossen. Denn wer regelmäßig saure Äpfel oder Zitrusfrüchte isst und seinen Durst oft mit Orangensaft oder kohlensäurehaltigen Getränken stillt, der muss mit Erosionsschäden rechnen. Darunter versteht man den Verlust des Zahnschmelzes und des Zahnbeins, die großflächig durch Säureeinwirkung abgetragen werden. Vorsicht ist auch bei Lebensmitteln mit Zitronensäure (E330) geboten, die sich nicht nur in vielen zuckerhaltigen Limonaden und Süßigkeiten, sondern

auch in Konservennahrung zur geschmacklichen Abrundung findet. Ob die Säure natürlicher Bestandteil eines Lebensmittels ist, oder sie einem Nahrungsmittel zugesetzt wurde, ist den Zähnen nicht wichtig. Schädlich ist für sie eine längere Einwirkzeit dieser Lebensmittel, weil sie zu einer Schmelzerweichung führen kann. Der Schmelz wird unmittelbar nach dem Verzehr von säurehaltigen Lebensmitteln angegriffen. Die Folge ist eine Demineralisierung des Zahnschmelzes und in weiterer Folge Karies. Um dies zu vermeiden, wird nach dem Genuss von säure- und zuckerhaltigen Lebensmitteln empfohlen, ein Glas Wasser zu trinken. Mit dem Zähneputzen sollte etwa 30 Minuten gewartet werden.
Auch Magensäure greift den Zahnschmelz an. Davon betroffen sind Menschen mit Reflux (Sodbrennen und saurem Aufstoßen) und Bulimie (Ess-Brech-Sucht). In der Anfangsphase kann der Speichel reparativ einwirken, weil er Säuren verdünnt und neutralisiert und die Remineralisierung des angegriffenen Zahnschmelzes fördert.

Für die Entstehung von Karies kommt es nicht so sehr auf die Menge der zuckerhaltigen Nahrungsmittel an, sondern vielmehr auf die Häufigkeit des Verzehrs. So erweist es sich als günstiger, einmal täglich Süßes oder Schokolade zu essen als mehrmals am Tag kleine Bissen oder Portionen.

Aber auch kohlenhydrathaltige Speisen wie Kartoffeln, Nudeln oder Reis (Polysaccharide) greifen auf Dauer die Zähne an, da die Polysaccharide zu Monosacchariden aufgespalten werden, die den Kariesbakterien als Nahrung dienen. Die Zähne sollten deshalb nach dem Verzehr von kohlenhydrathaltigen Nahrungsmitteln geputzt werden. Ist keine Zahnbürste zur Hand, kann stattdessen zu zuckerfreien Kaugummis gegriffen werden, die den Speichelfluss fördern und die Säure neutralisieren.
Knackiges Obst, frisches Gemüse oder Vollkornprodukte fördern die Kautätigkeit und regen den Speichelfluss an, was vor Karies schützt. Was die Zähne noch mögen, sind kalziumreiche Nahrungsmittel wie Milch, Milchprodukte, Fenchel, Kohl, Brokkoli, Kohlrabi, Sellerie und Mandeln. Auch manche stillen Mineralwässer mit ausreichend Kalzium sorgen für gesunde Zähne mit hartem Zahnschmelz.

Zähne brauchen auch Fluor, denn er beschleunigt nachweislich die Remineralisierung des Zahnschmelzes. Gute Fluorquellen, mit denen die fehlenden Mineralien rasch wieder eingelagert werden können, sind viele Fischsorten, Milchprodukte, Hühnerfleisch, Vollkorn- und Sojaprodukte, Nüsse sowie schwarzer und grüner Tee. Die Zahnoberfläche wird dadurch schneller wieder hart und unempfindlich und Karies hat weniger Chance.

## Zahnbelag oder Zahnstein

Zahnstein kann in verschiedenen Farbnuancen auftreten – in gelb, braun oder schwarz. In den meisten Fällen findet man Zahnstein an Zahnhälsen, wo er die Zähne weiter befallen kann. Infolgedessen zieht sich das Zahnfleisch zurück, sodass die Zahnhälse frei liegen. Oft wird Zahnbelag (Plaque) mit Zahnstein verwechselt, obwohl es hier einen großen Unterschied gibt. Mit der Zeit entstehen bei jedem Menschen ohne entsprechende Mundhygiene sowohl Zahnbelag als auch Zahnstein. Zahnbelag setzt sich aus mehreren komplex aufgebauten Schichten zusammen und besteht aus Eiweiß, Kohlenhydraten, Phosphaten und Mikroorganismen. Während der weiche Zahnbelag selbst mit der Zahnbürste entfernt werden kann, reicht für den Zahnstein nicht mehr die normale Zahnbürste aus. Zahnstein ist Zahnbelag, in den sich Mineralien eingelagert haben. Er entsteht besonders dort, wo die Speicheldrüsen sehr aktiv sind, nämlich an der Innenseite der Unterkiefer-Schneidezähne und der Außenseite der Oberkiefer-Backenzähne. Zahnstein kann nur mehr vom Zahnarzt bzw. bei der Mundhygienesitzung mit entsprechenden Hilfsmitteln entfernt werden.

Ob sich Zahnbelag an den Zähnen befindet und man effektiv putzt, lässt sich sehr einfach mithilfe von Färbetabletten überprüfen. Die Zähne werden damit eingefärbt und sie hinterlassen an den nicht oder zu wenig geputzten Stellen sichtbare Verfärbungen. Einige Färbemittel können sogar zwischen alten und neuen Zahnbelägen unterscheiden. Damit kann der Zahnarzt sehr einfach das Putzverhalten von Kindern überprüfen. Für kleine Kinder und Personen mit Jodallergie sind die Färbetabletten nicht geeignet. Außerdem sollten sie nicht öfter als einmal in zwei Wochen verwendet werden. Da Plaque zu Zahnkaries, Parodontitis und Gingivitis (Zahnfleischentzündung) führen kann, müssen die Zähne geputzt werden, solange sie noch wasserlöslich ist. In den ersten Stunden und Tagen nach dem letzten Zähneputzen lässt sie sich noch leicht mit einer weichen Zahnbürste entfernen. Wenn nun dieser noch weiche Zahnbelag nicht rechtzeitig entfernt wird, verhärtet er sich und wird durch Einlagerung von Mineralien zu Zahnstein. Dies passiert von Mensch zu Mensch und von Mundmilieu zu Mundmilieu unterschiedlich schnell. Bei empfindlichen Menschen bildet sich der harte Zahnstein schon nach wenigen Tagen.

Zahnstein ist an sich nicht gefährlich. Die Gefahr besteht nur darin, dass sich an der rauen Oberfläche andere ungewünschte Bakterien leichter ansiedeln und das Zahnfleisch entzünden können. Zahnmedizinische Hilfe sollte möglichst rasch aufgesucht werden, da die Bakterien durch den Zahnfleischsaum eindringen und das Zahnfleisch schädigen können. Während der helle Zahnstein oberhalb des Zahnfleischrandes relativ leicht mit zahnärztlichen Geräten entfernt werden kann, ist dies bei dunklem Zahnstein, Konkrement genannt, der sich unterhalb des Zahnfleischsaumes anlagert, nicht mehr der Fall.

**Für die Bildung von Zahnstein werden Kalziumsalze aus dem Speichel mineralisiert, wodurch sich die Plaque verhärtet.**

Dies erklärt, warum das Reinigen der Zahnzwischenräume so wichtig ist und die Zahnseide oder Interdentalbürste ihre Berechtigung hat. Zusätzlich sollte eine professionelle Zahnreinigung ein- bis zweimal im Jahr durchgeführt werden, bei der mittels Ultraschall und anderer zahnärztlicher Handinstrumente Zahnstein entfernt wird, um die Parodontalschädigung möglichst zu verhindern. Besonders wichtig ist eine regelmäßige Zahnhygiene bei Prothesen oder Zahnspangen.

Backpulver ist ein beliebtes, aber ungeeignetes Hausmittel zur Entfernung von Plaque und Zahnstein! Also Hände weg von Backpulver für die Zahnpflege!

## Parodontose - nichts Neues

Unter Parodontitis versteht man die akute Form von Zahnfleischentzündung, unter Parodontose versteht man die schon chronische Form von Zahnfleischentzündung mit Knochenschwund. Unter der chronischen Parodontose leidet etwa ein Drittel der Menschen über 60. Eine unbehandelte Parodontitis greift das Knochenbett an und führt zu einer Lockerung der Zähne. Diese heimtückische Erkrankung macht sich vorerst bemerkbar durch häufiges Zahnfleischbluten, Rötungen und Schwellungen des Zahnfleisches sowie durch Mundgeruch. Gesundes Zahnfleisch ist rosarot und blutet nicht beim Zähneputzen. Entzündetes Zahnfleisch hingegen ist rötlich bis blau und stark geschwollen. Tritt bereits Eiter aus der Parodontaltasche aus, ist es bis zum Ausfall des Zahnes nicht mehr weit.

Es ist der Parodontitiskeim, in der Fachsprache Actinobacillus actinomycetemcomitans genannt, der für die (chronische) Entzündung des Zahnfleisches verantwortlich gemacht werden kann. Er greift Schleimhäute und das Knochenbett an und kann zum Verlust der Zähne führen.

Eine gute Mundhygiene trägt wesentlich zur Vorbeugung bei. Dazu zählen zweimal täglich gründliches Zähneputzen, mindestens dreimal wöchentliche – besser aber tägliche – Reinigung der Zahnzwischenräume mit Zahnseide oder Interdentalbürstchen und die halbjährliche Kontrolle beim Zahnarzt. Eine professionelle Zahnhygiene durch den Zahnarzt bzw. den Mundhygieniker kann das Fortschreiten einer Parodontitis verzögern und in manchen Fällen sogar stoppen.
Parodontitis ist ansteckend und genetisch bedingt. Sehr häufig werden Kinder von ihren Eltern angesteckt, beispielsweise wenn die Mutter den Schnuller ihres Kindes abschleckt, um ihn zu reinigen, und ihn dann dem Kind in den Mund steckt. Auch eine schlechte Zahnpflege trägt zur Zahnfleischentzündung bei. Daher gilt es, die Zähne regelmäßig zu pflegen, damit sich keine Bakterien an den Zahnhälsen und in den Zahnfleischtaschen festsetzen können, die verantwortlich für das Zahnfleischbluten sind. Da wir bei Zahn-

fleischblutungen zumeist weniger putzen, können sich die Zahnfleischtaschen durch die fortschreitende Entzündung vertiefen. Die Erreger gelangen in die Blutbahn und von dort zu anderen Organen bzw. Körperteilen, wo sie gesundheitliche Schäden verursachen können. Das ist besonders gefährlich für Patienten mit künstlichen Herzklappen und für schwangere Frauen.

Die Parodontitis ist eine bakteriell bedingte, schleichend verlaufende Erkrankung des Zahnhalteapparates, von der zunehmend mehr über 40-Jährige betroffen sind. Da Parodontitis nicht wehtut, wird sie gerne von Betroffenen bagatellisiert.

Die Forschung vermutet auch einen Zusammenhang zwischen Parodontitis und Diabetes. Einerseits verursacht die Insulinresistenz der Zellen eine Zahnfleischentzündung, andererseits ist der Glukosespiegel von Diabeteskranken, die sich nicht an ihre Verhaltensregeln halten, chronisch erhöht, was zu weiteren entzündungsauslösenden Reaktionen im ganzen Körper führen kann. Raucher haben ein fünfmal höheres Risiko, an Parodontitis zu erkranken. Die Ursache dafür ist das schlechter durchblutete Zahnfleisch bedingt durch das Nikotin, das zur Gefäßverengung führt und das Zahnfleisch anfälliger macht für bakterielle Entzündungen. Das Tückische daran ist, dass die Gefäßverengung das für die Parodontitis typische Zahnfleischbluten unterbindet und die Erkrankung daher oft erst sehr spät erkannt wird.

Wenn sich das Zahnfleisch im dritten Lebensjahrzehnt zurückbildet, kann das auch ein natürlicher, altersbedingter Prozess sein, der mit einem verlangsamten Zellerneuerungsprozess und dem Nachlassen der Festigkeit des Zahnfleisches zu erklären ist. Nicht jeder »Zahnfleischschwund« ist gefährliche Parodontose.

Parodonditiskeime lassen sich sehr schwer gänzlich eliminieren, da sie auf dem Zungenrücken, in der Mundschleimhaut oder an den Mandeln anhaften. Wichtig ist daher das regelmäßige Reinigen der Zahntaschen durch einen Zahnarzt oder Zahnhygieniker, denn die Zahnbürste schafft das nicht mehr.

## Verfärbungen - was die Zähne nicht mögen

Eine Tasse Kaffee oder schwarzer Tee, dazu eine Zigarette oder etwas Süßes, ein Glas Wasser und zwischendurch etwas Saures – das klingt nach Genuss! Alles, was mit Maß und Ziel gemacht bzw. zu sich genommen wird, kann nicht wirklich schaden. Man darf sich schon etwas »Gutes« gönnen, denn die Zähne reagieren nicht sofort mit unschönen Verfärbungen. Tatsache ist jedoch, dass sich die natürliche Farbe der Zähne im Laufe des Lebens ändert, bedingt durch den Alterungsprozess, durch die Einnahme bestimmter Medikamente, aber vor allem durch den überhöhten Konsum von bestimmten Nahrungs- bzw. Genussmitteln wie Kaffee, schwarzem Tee, Rotwein, Coca Cola oder anderen farbigen Getränken. Die Zähne verlieren ihre Helligkeit, werden gelb und fleckig und bilden einen unschönen Schleier auf den Zahnoberflächen.

Die natürliche Farbe der Zähne ist von Mensch zu Mensch unterschiedlich, auch genetisch bedingt und nicht nur von der Ernährung und den Lebensumständen abhängig. Es gibt ca. 20 verschiedene natürliche Zahnfarben.

Die Zahnfarbe ist von mehreren biologischen Faktoren abhängig, so auch von der Transparenz des Zahnschmelzes. Experten machen deutlich, dass mit zunehmendem Alter die äußere Schicht des Zahnschmelzes ausdünnt, sodass immer mehr vom gelblichen Dentin sichtbar wird. Weiße Flecken auf den Zähnen können auf eine übermäßige Fluorid-Einnahme während der Zahnbildung durch Fluorid-Zahnpasta oder auf ein Übermaß an fluoridhaltigem Trinkwasser hinweisen.

Man unterscheidet zwei Arten von Verfärbungen, die intrinsischen und die extrinsischen. Während intrinsische Flecken im Inneren des Zahns z. B. aufgrund der Einnahme von bestimmten Medikamenten auftreten können oder durch Einblutungen nach Zahnverletzungen entstehen, zeigen sich extrinsische Flecken an der Zahnoberfläche und sind verursacht durch häufigen Kaffee- oder Zigarettengenuss sowie durch Tee, Rotwein, Früchte, Fruchtsäfte und Gewürze. Nicht zu unterschätzen sind manche Mundspülungen, in denen sich

Chlorhexidin oder Zinnfluorid befindet, die ebenfalls für unschöne Verfärbungen verantwortlich gemacht werden können. Auch ein bakterieller Belag kann die Zähne äußerlich verfärben. Eine gute Zahnpflege kann externe Verfärbungen verringern, allerdings nicht vollständig verhindern.

Was die innere Zahnverfärbung betrifft, so weiß man, dass diese vom Zahnbein oder Zahnschmelz ausgeht. Tritt sie bei Kindern während der Zahnentwicklung auf, können dafür genetische Faktoren, aber auch verschiedene Einflüsse vor oder nach der Geburt verantwortlich gemacht werden. Eine Behandlung mit Tetracyclin, einem Antibiotikum, in den ersten Lebensjahren, kann sich ebenfalls auf die Zahnfarbe auswirken. Die Zähne färben sich dadurch grau oder gelb. Dasselbe kann passieren, wenn die Mutter dieses Antibiotikum in der zweiten Hälfte der Schwangerschaft zu sich nehmen musste. Sehr selten werden rötlich-braune Zähne beobachtet, was auf die Erbkrankheit kongenitale erythropoetische Porphyrie hindeutet, bei der sich ein bestimmter Farbstoff in Zähnen und Knochen einlagert. Auch blau-grüne Zahnverfärbungen (Chlorodontie) sind möglich, aber frühzeitig verhinderbar. Die Ursache dafür besteht in einer Rhesusunverträglichkeit zwischen Mutter und Kind oder in einem angeborenen Gallengangverschluss, der auf einen Überschuss an Bilirubin (roter Blutfarbstoff) zurückzuführen ist. Zahnunfälle, Karies, abgestorbene Zahnnerven oder Wurzelbehandlungen sind weitere Ursachen für innere Zahnverfärbungen.

Zähne von Rauchern sind gelblich und oft von schlechter Qualität. Der Krebs erregende Qualm schadet den Zähnen und lagert sich auf der Zunge und der Mundschleimhaut ab, wodurch die Durchblutung herabgesetzt wird. Der gelbe Schleier auf den Zähnen von Rauchern lässt sich mit normaler Zahnpflege nicht entfernen. Das Zahnfleisch und der Zahnhalteapparat leiden ebenfalls unter dem Nikotin, das mit der Zeit das Immunsystem so sehr schwächt, dass Parodontose und Karies ein Leichtes haben. Auch Wunden nach Zahn- und Kieferoperationen heilen bei Rauchern wesentlich langsamer. Im Übrigen können starke Raucher bösartige Krebserkrankungen bekommen, bei denen Lippen, Gaumen, Speicheldrüsen, das

Zahnfleisch, die Zunge und die Wangeninnenseiten betroffen sind. Es handelt sich dabei um eine Krebsart, über die sehr wenig bekannt ist, obwohl relativ viele Menschen davon betroffen sind, und die jährlich unzähligen Menschen das Leben kostet.

## Schlechte Körperhaltung - schlechte Zähne

Immer mehr Menschen verbringen immer mehr Stunden sitzend vor dem Computer. Das Problem dabei ist die schlechte Haltung, vor allem die Kopfvorhaltung. Dabei wird der Kopf nicht mehr vom Skelett (der Halswirbelsäule) gehalten, sondern von der Muskulatur. Da der Kopf ein Gewicht von etwa fünf bis sechs Kilogramm hat, kann es bei Fehlhaltungen zu Verspannungen und Verhärtungen der Schulter- und Nackenmuskulatur kommen. Die Beweglichkeit der Halswirbelsäule nimmt dadurch stetig ab, was sich auch auf die Zähne auswirkt, weil der Unterkiefer als Kompensation seine Lage verändert. Das wiederum hat Konsequenzen für den Biss. Die Zähne passen dadurch nicht mehr optimal zusammen. Auch Ohrenschmerzen und Ohrgeräusche (Tinnitus) können dadurch ausgelöst werden.

Wir sitzen und liegen falsch! Eine richtige Körperhaltung sowie korrektes Gehen und Sitzen tragen zur Gesunderhaltung bei. Auch die Zähne spüren das!

Da man etwa ein Drittel seines Lebens mit Schlaf verbringt, sollte man viel Wert auf die Schlafposition legen. Ein Großteil der Menschen bevorzugt die Seitenlage und legt gerne eine Hand oder ein Kissen unter den Kiefer, wodurch der Unterkiefer seitlich verschoben wird. Schläft man auf der rechten Seite, drückt man das rechte Kiefergelenk ein und das linke wird aus der Kapsel herausgezogen. Ist das der Fall, darf man sich nicht wundern, dass man am Morgen mit Kopfschmerzen und Verspannungen der Nackenmuskulatur aufwacht. Um dies zu vermeiden, sollte man für eine Unterstützung des Kopfes vom Jochbein bis zum Schläfenbein sorgen, sodass dem Unterkiefer eine Ruheschwebelage ermöglicht werden kann.

Die sogenannten Bisskontakte verändern sich je nach Kopfhaltung. Während bei aufrechter Kopfhaltung die Kontakte zwischen Ober- und Unterkiefer gleichmäßig sind, verändert sich die Lage des Unterkiefers je nach Kopfhaltung nach vorne oder nach hinten. Es empfiehlt sich daher, nach einer Zahnbehandlung die Bisslage nicht nur im Liegen, sondern auch im Sitzen zu kontrollieren, um sich nicht aufgrund eines falschen Bisses Schäden zuzuziehen, die leicht vermeidbar gewesen wären.

**So beweglich sollte Ihr Unterkiefer sein:**

- Mundöffnung: mindestens 40 Millimeter und maximal 55 Millimeter
- Seitliche Bewegungen nach rechts bzw. links: 11 bis 15 Millimeter
- Vorschub des Unterkiefers (Protrusion): 7 bis 10 Millimeter
- Rückschub des Unterkiefers (Retrusion): 0 bis 3 Millimeter

Falsches Kauen kann weitreichende Folgen für die Körperhaltung und den Bewegungsapparat haben. Beim Sprechen und Kauen werden nämlich nicht nur die Muskeln im Bereich des Gesichts und des Halses aktiviert, sondern gleichzeitig auch im Rücken- und Beckenbereich. Die Ursache für Hüft- und Rückenbeschwerden sollte daher auch im Kiefer gesucht werden. So kann etwa ein Zahnverlust aufgrund von fehlender Abstützung durch den Gegenzahn zu einer Annäherung des Unterkiefers an den Oberkiefer führen, was in weiterer Folge Kieferschmerzen auslösen kann und die Körperhaltung verändert. Der umgekehrte Weg, von der Peripherie zu den Zähnen, ist ebenfalls möglich: Ein Senkfuß oder ein verkürztes Bein können zu einem veränderten Bissverhalten mit Schmerzen im Mund und Gesicht führen. Auf eine gute Körperhaltung zu achten, ist daher für Zähne und Kiefer ebenfalls von Vorteil. Idealerweise sollten Wirbelsäule und Kopf in senkrechter Linie zum Becken verlaufen, sodass sich der Kopf genau über dem Beckenmittelpunkt befindet.

Die Ursache von Rückenschmerzen könnte möglicherweise auch im Kiefergelenk zu finden sein. Konsultieren Sie in diesen Fällen nicht nur einen Orthopäden, sondern auch Ihren Zahnarzt!

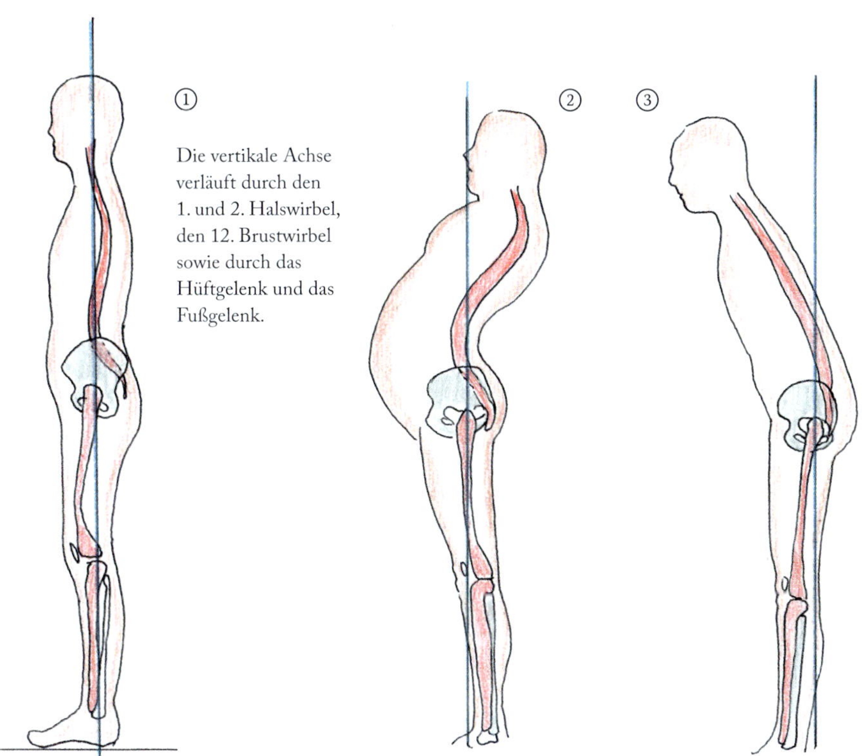


① *Normale aufrechte Körperhaltung und*
② ③ *Beispiele für eine schlechte Körperhaltung*

Einerseits führt eine schlechte bzw. schiefe Körperhaltung zu Blockaden im Bewegungs- und Halteapparat, andererseits werden diese Blockaden auch durch falsche Zahnbehandlungen und Kieferkorrekturen ausgelöst. Eine vorgenommene Kieferkorrektur ist bestimmt ästhetisch schön(er), aber ist sie auch funktional und zahntechnisch betrachtet einwandfrei? Bekanntlich führt schon ein leicht erhöhtes oder zu niedrig angesetztes Inlay oder eine Krone zu einem veränderten Bissverhalten, das unbedingt einer Korrektur durch den Zahnarzt bedarf. Ein zu hohes Inlay wird zumeist durch das Kauen abgerieben, wodurch auch der Zahn selbst in Mitleidenschaft gerät.

## Kranke Zähne - Packen wir das Übel an der Wurzel!

Es ist die Pflicht des Zahnarztes, Zähne so lange wie nur möglich zu erhalten. Früher wurden schadhafte Zähne, bei denen der Zahnnerv angegriffen war, gezogen (extrahiert). Heute versucht man, bei stark vorgeschädigten Zähnen mittels Wurzelkanalbehandlung eine Zahnextraktion zu vermeiden. Die Wurzelbehandlung gehört zur hohen Schule der Zahnmedizin, da hierfür sehr sorgfältiges Arbeiten des Zahnarztes notwendig ist.
Eine Wurzelbehandlung ist indiziert, wenn der Zahnnerv beschädigt, der Zahn marktot oder bereits angeschwollen ist oder sehr schmerzempfindlich auf einen Wärmereiz reagiert, wobei der Schmerz durch Kälte gelindert werden kann. Bei der Wurzelbehandlung wird das Zahninnere, also das gesamte Pulpagewebe in der Zahnkrone und in den Zahnwurzeln, entfernt, das Wurzelkanalsystem desinfiziert und das Loch des »toten« Zahns mit einem Ersatzmaterial gefüllt, damit keine Mikroorganismen aus der Mundhöhle in den Kieferknochen gelangen können und dort Entzündungen, Schwellungen oder Abszesse hervorrufen.

Wurzelbehandlungen sind dann notwendig, wenn das Zahnmark der Zahnkrone und Zahnwurzel stark entzündet oder abgestorben ist. Es muss entfernt und durch eine spezielle Wurzelkanal-Füllung ersetzt werden. Karies ist eine wesentliche Ursache für die Entzündung des Zahnmarks.

Dadurch ist der Zahn vor Bakterien geschützt und gegen sie abgeschirmt. Doch jeder Zahn hat viele winzige Kanäle und Nebenkanäle, die Giftstoffe und Bakterien aus zerfallenem Eiweiß enthalten, die leider über die Wurzelspitze und die -oberfläche in den Kieferknochen übertreten können. So klein diese Kanäle auch sind, sind sie groß genug, dass Bakterien nach einer Wurzelbehandlung in das umgebende Gewebe übertreten können, aber zu klein, um die Bakterien mit entsprechenden zahnmedizinischen Instrumenten oder desinfizierenden Lösungen gänzlich beseitigen zu können. Daher ist trotz steriler Arbeitsweise des Zahnarztes die Gefahr einer Entzündung durch Bakterien gegeben, da mit den derzeitigen Methoden lediglich die Anzahl der Keime reduziert werden kann.

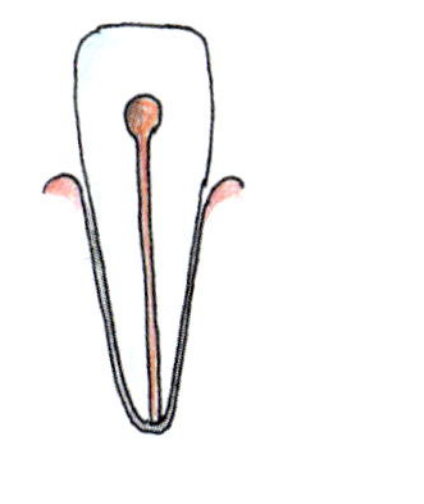

Wurzelbehandelter Zahn

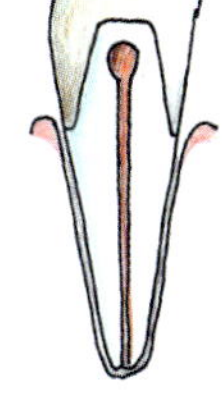

Zahnkrone

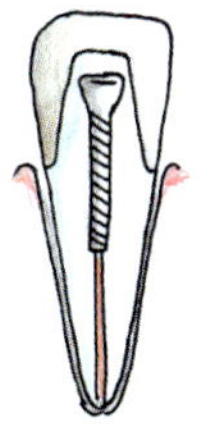

Stiftzahn

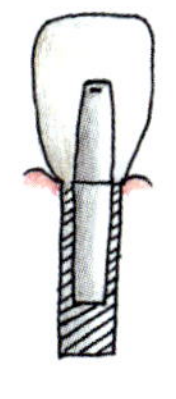

Implantat

---

**Wenn der Zahn klopfempfindlich ist …**
**Wenn das Zahnmark bis zur Wurzelspitze hinunter entzündet ist, wird zunehmend mehr Flüssigkeit über die Wurzelspitze in den kleinen Spalt zwischen Zahn und Kieferknochen gepresst. Das drückt den Zahn aus seinem Zahnfach heraus und schmerzt beim Aufbeißen. Dabei werden unzählige feine, sensible Fasern angespannt, mit denen der Zahn am Knochen aufgehängt ist. Medikamente helfen hier nur vorübergehend.**

Sieht der »gefüllte« Zahn für den Mediziner im Röntgenbild gut aus und ist der Patient schmerzfrei, ist die Zahnsanierung gelungen. Studien zeigen aber, dass nur 7 % der auf diese Art und Weise behandelten Zähne vollständig ausheilen.
Nach Wurzelbehandlungen können sich schädliche Gase, Eiweißzerfallprodukte sowie krebserregende Substanzen und freie Radikale im Mundraum befinden, die langsam über kleinste Kanäle ihren Weg durch den gesamten Organismus finden können. Unser Körper kann durch nervtote Zähne eine massive Störung erfahren, weshalb gerne ein toter Zahn für Systemerkrankungen im Organismus wie Erkrankungen des rheumatischen Formenkreises, Allergien, chronische Schmerzen und Migräne verantwortlich gemacht wird.

## Mundgeruch - der Feind in meinem Mund

Der Mund ist ein Paradies für Bakterien. Mundgeruch, in der Fachsprache Halitosis, ist zumeist harmlos, weil nur selten ernsthafte Erkrankungen dahinterstecken. Er kann aber sehr störend für den Betroffenen und sein Umfeld sein. Verantwortlich für den schlechten Atem sind manche Speisen und Getränke sowie Tabak und Medikamente. Mundgeruch nach dem Verzehr von knoblauchhaltigen Nahrungsmitteln wird jedem verziehen. Aber »echter« Mundgeruch, der durch Störungen im Mund-, Nasen- und Rachenraum ausgelöst wird und leicht behandelbar ist, lässt die Mitmenschen auf Distanz gehen.

Etwa ein Viertel der Weltbevölkerung leidet unter Mundgeruch, doch viele sind sich dessen gar nicht bewusst. Schlechte Zahnhygiene oder Prothesenreinigung werden als Hauptverursacher für Halitosis genannt. Karies, Parodontose, Zungenbelag, eine Zahnwurzelentzündung oder Speisereste zwischen den Zähnen führen ebenfalls zu Mundgeruch. Weitere Ursachen können im Rachenbereich, im Bereich der Atemwege, in der Speiseröhre oder im Magen liegen, auf die wir hier jedoch nicht näher eingehen möchten.

Bakterien im Mund zersetzen Speisereste, Zellen, Blut und Eiweiß und setzen bei diesem Vorgang Sulfid, Azeton oder andere Stoffe frei. Sie leben in den Zahnfleischtaschen, den Zahnzwischenräumen, auf dem hinteren Bereich der Zunge, aber auch ganz versteckt zwischen den Zahnfüllungen und dem Zahnfleisch. Sie lieben vor allem die Reste von eiweißreicher Nahrung, die sich zwischen den Zähnen ablagern. Wenn die Zahnbürste dort nicht vorbeikommt und den Bakterien dadurch mehr Eiweiß zur Verfügung steht, bilden sich auch mehr Fäulnisbakterien im Mund. Das lässt den Atem nach verfaulten Eiern oder Verwestem riechen.

In der »gepflegten« Mundhöhle leben normalerweise aerobe, auf Sauerstoff angewiesene Bakterien, die die hemmungslose Vermehrung der anaeroben Fäulnisbakterien verhindern. Werden nun durch häufigen Kaffeegenuss, durch Alkohol, falsche Ernährung und unzureichende Mundhygiene ideale Lebensbedingungen für Fäulnisbakterien geschaffen, dann fühlen sich die aeroben Bakterien dort nicht mehr wohl und verschwinden. Dadurch ist das gesunde Gleichgewicht der Mundflora nicht mehr gegeben. Die Folge ist Mundgeruch.

**Mangelnde Mundhygiene, Karies, vergessene Speisereste in den Zahnzwischenräumen und Zahnfleischentzündungen führen zu Mundgeruch.**

Betroffene, die ihr Übel kennen, versuchen, ihren schlechten Atem mit Kaugummikauen zu überdecken. Therapieren lässt er sich jedoch leider damit nicht. Kaugummikauen regt lediglich die Speichelproduktion an, was bei Mundtrockenheit hilft, nicht aber die Bakterien entfernt. Es kann sogar dazu führen, dass der pH-Wert im Mund erhöht und die Entstehung von Schwefel begünstigt wird.
Auch Mundspülungen sind nicht die Lösung. Sie töten zwar kurzfristig die unerwünschten Fäulnisbakterien, doch auch die für eine ausgewogene Mundflora wichtigen aeroben Bakterien gehen damit verloren. Wenn man etwas Wirkungsvolles gegen Mundgeruch unternehmen möchte, sollte man am besten den Zahnarzt aufsuchen.

### Tipps gegen Mundgeruch

- Putzen Sie zweimal täglich gründlich mit einer antibakteriellen Zahnpasta die Zähne!
- Verwenden Sie Zahnseide zur Beseitigung der Speisereste zwischen den Zähnen!
- Reinigen Sie täglich – vor allem am Morgen – die Zunge mit einem Zungenreiniger!
- Lassen Sie Ihre Zähne regelmäßig von Ihrem Zahnarzt kontrollieren und wenn nötig sanieren!
- Sorgen Sie für eine professionelle Zahnreinigung zweimal im Jahr!

Auch »Mundsoor«, eine Infektion des Mund-Rachenraums mit Hefepilzen und deutlich herabgesetztem Immunsystem, kann mit Mundgeruch einhergehen. Da sich diese Pilze von Zucker ernähren, ist es ratsam, während der Erkrankung auf zucker- und hefehaltige

Nahrungsmittel zu verzichten. Auch Milchprodukte sollte man aufgrund der schleimenden Wirkung bei dem sehr hartnäckigen Mundsoor vermeiden, der nur durch eine medikamentöse Behandlung mit Anti-Pilzmitteln zu therapieren ist. Vorbeugen lässt sich dem Mundsoor, der sich durch gelb-weißliche Flecken in der Mundhöhle kennzeichnet, zumeist mit einer gründlichen Mundhygiene, die die Vermehrung des Candida-Pilzes verhindert.

## Sprechen mit den »Dritten«

Verständlich zu sprechen, ist nicht immer einfach und mit den »Dritten« anfänglich vielleicht eine Herausforderung. Man muss etwas geduldig sein, denn Körper und Gehirn müssen sich erst an den Fremdkörper im Mund gewöhnen. Mit neuen Bergschuhen geht man ja auch nicht gleich auf den Mont Blanc, sondern beginnt davor mit einer kleinen Wanderung in der Umgebung. Mit den neuen Zähnen, den »Dritten«, hat man mit manchen Lauten, vor allem den Zischlauten wie »S«, »Z« oder »Sch«, aber auch »P«, »Pf«, und »W« anfangs Probleme. Doch mit ein wenig Übung und Geduld wird man keine bleibenden Einschränkungen beim Sprechen haben.

Es ist vor allem die Zunge, die sich an die veränderten Bedingungen beim Sprechen gewöhnen muss. Die Zunge ist ein Muskel, der trainiert werden muss, wenn man Schwierigkeiten mit dem Sprechen oder Schlucken hat.

Beim Sprechen mit einer Prothese ist das Zusammenspiel der Muskeln von Lippen, Wangen und Zunge gefragt. Doch anfangs neigen diese Muskeln dazu, die Zahnprothese abzustoßen. Um dies zu vermeiden und die Prothese in die richtige Position zu bringen, sollte man vor dem Sprechen beißen und schlucken. Wenn die »Dritten« anfangs Schwierigkeiten bereiten, sollten sie so oft wie möglich getragen werden, auch nachts.

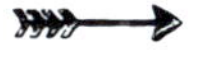

Das Fremdkörpergefühl vergeht, wenn man mit der Zahnprothese fleißig übt, zu sprechen. Lesen Sie laut, langsam und deutlich und gewöhnen Sie sich an den neuen Klang Ihrer Stimme. Mit ein wenig Übung bekommen Sie schnell die Sicherheit beim Sprechen, die Sie brauchen.

Nicht nur das Sprechen, sondern auch das Essen mit den »Dritten« muss gelernt sein. Um eine Überforderung der neuen Zähne zu vermeiden, sollten vorerst weiche Speisen und kleine Portionen verzehrt werden. Man muss lernen, die Schneidezähne mit gleicher Belastung rechts und links einzusetzen. Deshalb sollte es vermieden werden, die neuen Schneidezähne zum Abbeißen von härteren Speisen oder Früchten einzusetzen, um die Prothese nicht aus dem Lager zu hebeln.
Sollten kleine schmerzhafte Entzündungen durch Druckstellen entstehen, dann empfiehlt es sich, den Zahnarzt aufzusuchen. In solchen Fällen wird eine Feinanpassung am Zahnersatz vorgenommen. Der Kiefer verändert sich auch im Alter noch und die Prothese sitzt nach einer Gewichtsabnahme nicht mehr fest. Auch hier muss der Zahnarzt konsultiert werden.

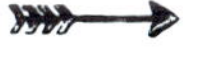

Eingriffe im Mund sind kein Handwerk, sondern Medizin, da auch minimale Eingriffe Konsequenzen für den gesamten Organismus haben. Der Körper braucht Zeit, sich an die veränderten Umstände zu gewöhnen und sich anzupassen. Seien Sie geduldig mit ihm!

# Moderne Zahntechnik – moderne Materialien

Beschwerden durch Metallbelastungen

Inlays, Onlays und Overlays

Amalgam –
wirklich so schlecht wie sein Ruf?

Amalgam ausleiten – was heißt das?

Füllungen aus Gold und Titan –
Schätze im Mund?

Keramik und Kunststoff – Weiß um jeden Preis?

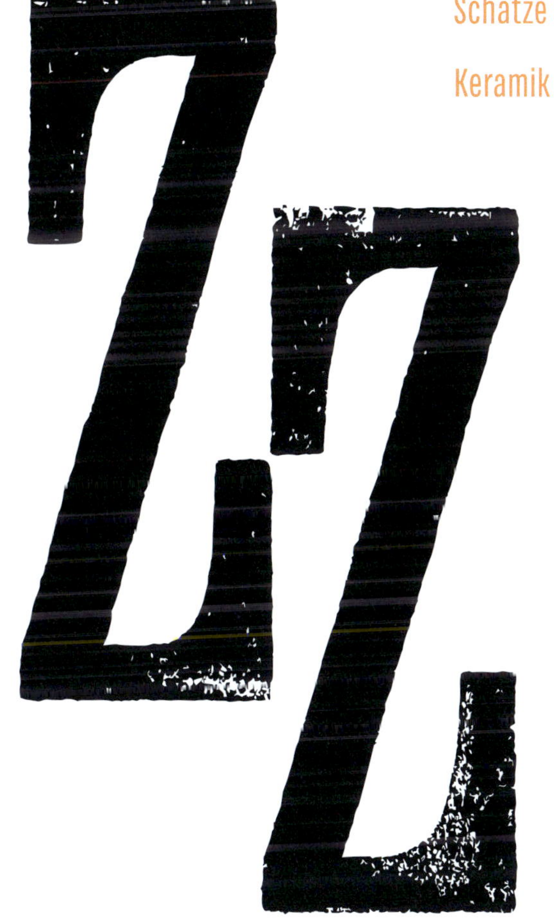

# Moderne Zahntechnik - moderne Materialien

In der Zahnmedizin werden unterschiedliche Fremdmaterialien in den Mund der Patienten eingebracht und dort oft dauerhaft verankert. Jeder Werkstoff steht in Wechselwirkung mit dem Organismus und kann somit ein potenzieller Auslöser für chronische Entzündungen und Schmerzen sein. Sensible Menschen können unter Umständen sehr stark auf manche körperfremden Materialien reagieren, sodass diese eine potenzielle Gefahr für die Gesundheit darstellen, selbst wenn die verwendete Menge äußerst gering ist. Da man unerfreuliche Reaktionen auf Zahnmaterialien vermeiden möchte, ist man auf der Suche nach solchen, die für den Organismus möglichst wenig belastend sind.

## Beschwerden durch Metallbelastungen

Das »Plombieren«, so wird von Laien das Legen von Füllungen genannt, ist die Hauptaufgabe des Zahnarztes, die zum Ziel hat, den Zahn zu sanieren und die ursprüngliche Form der natürlichen Zahnkrone wiederherzustellen. Bei sorgfältiger Pflege und Behandlung kann man reparierte Zähne noch lange Zeit erhalten. Doch jede Füllung hat ein Ablaufdatum, abhängig von ihrer Größe, dem Füllungsmaterial, der Verarbeitung und vor allem der Pflege durch den Besitzer. Füllungsmaterialien müssen vielen unterschiedlichen Ansprüchen gerecht werden. Neben einer langen Haltbarkeit, entsprechender Härte und Anpassungsfähigkeit sollten sie für unseren Organismus möglichst unschädlich und nicht gesundheitsgefährdend sein. Einen nicht ganz unwesentlichen Faktor spielt außerdem die Ästhetik und diese variiert von Mensch zu Mensch und von

Gesellschaft zu Gesellschaft. Ein sichtbarer Front-Goldzahn ist mit Sicherheit nicht für jeden ein Statussymbol, mit dem man sich präsentieren möchte.

**»Plombe« kommt vom lateinischen Wort »plumbum« (= Blei) und steht in der Zahnheilkunde für Zahnfüllung bzw. Amalgamfüllung.**

Die ganzheitliche Zahnmedizin sieht einen engen Zusammenhang zwischen dem Gesundheitszustand der Zähne und dem des gesamten menschlichen Organismus. So werden schon seit vielen Jahren Zähne und Zahnfüllmaterialien verantwortlich für diverse Erkrankungen gemacht. Dies trifft vor allem auf chronische Beschwerden zu, deren Ursache nicht oder lange nicht zu finden ist.

Die Bandbreite der Gesundheitsschäden durch Dentalmaterialien reicht von allergischen Reaktionen über Sehstorungen und Atemnot bis hin zu chronischen Beschwerden, zu Kopfschmerzen oder Verdauungsproblemen. Die Symptome einer chronisch-toxischen Metallbelastung können auf psychischer (z. B. Angstzustände, Depressionen, Psychosen), neurologischer (z. B. Parkinson, Alzheimer, Unfruchtbarkeit), vegetativer (z. B. Burnout, Herz-Rhythmusstörungen), organischer (z. B. Nierenfunktionsstörungen, Leberbelastung, Magen-Darm-Erkrankungen) oder immunologischer Ebene (z. B. Entgleisung des Säure-Basen-Haushalts, Krebs) auftreten.

Erklären lässt sich dieses Phänomen durch den metallischen Werkstoff im sauren Mundmilieu, der korrodieren kann und dessen metallische Ionen im Organismus unterschiedliche Reaktionen auslösen können. Zu einer Lösung von Metallen im Mund kommt es vor allem dann, wenn sich verschiedene Metalle wie etwa Amalgam und Gold gemeinsam im Mundraum befinden. Dabei ist dieses Auflösungsverhalten umso seltener, je edler das Metall ist. Am weitesten verbreitet ist die Belastung mit Quecksilber aus Amalgamfüllungen. Aber auch Gold oder Keramik werden nicht von jedem Patienten vertragen. Da die Alternativen zu Amalgamfüllungen überwiegend organische und anorganische Substanzen enthalten und chemische Reaktionen während des Füllungsverfahrens ausgelöst werden, sind sie nicht unbedingt besser. In der modernen Zahnmedizin stehen mittlerweile verschiedene Dentallegierungen oder zahnärztliche Füllstoffe zur Verfügung. Die Entscheidung, welches Material verwendet wird, liegt nicht nur beim Patienten (dem geht es zumeist hauptsächlich um die Optik), sondern vor allem beim Zahnarzt, der die Risiken für Körper und Gesundheit besser abschätzen kann.

Die **Korrosionseigenschaft metallischer Werkstoffe** hängt im Wesentlichen von drei Faktoren ab:

1. von der Qualität des Werkstoffes
   Von den über 1.000 verschiedenen Legierungen weltweit entsprechen maximal 10 % den Qualitätskriterien der Zahnmedizin. Diese sind leider auch die teuersten.
2. von der Verarbeitungsqualität im Dental-Labor
   Gerade für die Korrosionsstabilität und damit für die Verträglichkeit des Werkstückes ist dieser Faktor besonders wichtig, doch wird er am wenigsten beachtet.
3. vom Milieu im Mund des Patienten
   Das Mundmilieu stellt einen sehr wichtigen Parameter dar, denn der Säure-Basen-Haushalt im Mund eines Menschen kann großen Schwankungen innerhalb des Tagesrhythmus unterliegen und hängt von unterschiedlichen Faktoren ab wie z. B. dem pH-Wert des Speichels, der Speichelflussrate und den eingenommenen Medikamenten.

## Inlays, Onlays und Overlays

Einlagefüllungen, also Inlays, Onlays und Overlays, sind solide Zahnfüllungen, die im Labor angefertigt und vom Zahnarzt passend in den Zahn eingelegt werden. Ein Inlay ist ein passgenaues Werkstück, das in den Zahn eingeklebt wird und die Kaufläche nicht vollständig bedeckt. Bei einem Onlay ist meist die gesamte Kaufläche bedeckt bzw. überlagert. Es wird immer dann eingesetzt, wenn der Schaden am Zahn für ein Inlay zu groß ist und Zahn-

höcker in die Sanierung miteinbezogen werden müssen. Ein Overlay wird bei größeren Zahnschäden an Kauflächen und seitlichen Zahnflächen verwendet und umfasst mindestens einen Höcker. Die Herstellung von Einlagefüllungen ist aufwendig und daher wesentlich teurer als eine plastische Füllung.
Voraussetzung für Einlagefüllungen sind eine optimale Mundhygiene, geringe momentane Kariesaktivität und ein gesundes Zahnfleisch. Bei guter Verarbeitung und optimaler Pflege sind sie langlebig und formstabil. Allerdings muss in vielen Fällen mehr Zahnsubstanz geopfert werden als für plastische Füllmaterialien. Zudem sollten vor dem Andenken einer Restauration mit Einlagefüllungen Allergien gegen die verwendeten Metalle und Zemente ausgeschlossen werden. Die Vor- und Nachteile sind sorgfältig abzuwägen.

Die Beständigkeit des Zahnwerkstoffes hängt nicht nur von seiner Qualität per se ab, sondern auch von der Einarbeitung in den Zahn bzw. in den Kiefer durch den Zahnarzt und den Bedingungen im Mundbereich. Für Letzteres kann der Patient auch selbst einen Beitrag leisten.

## Amalgam - wirklich so schlecht wie sein Ruf?

Amalgam wird seit über 100 Jahren als Füllungsmaterial verwendet. Es wird hergestellt durch das Vermischen von Feilungspulver (Alloy) und Quecksilber. Das Alloy ist eine Silber-Zinn-Kupfer-Legierung mit Zusätzen aus Zink und Quecksilber. In den letzten Jahrzehnten haben sich die Amalgame durch veränderte metallurgische Eigenschaften stark verbessert. Sogenannte Gamma 2 (phase)-freie Amalgame oder Alloys mit erhöhtem Kupfergehalt (zwischen 12 und 30 %) haben sich durchgesetzt. Ihr großer Vorteil ist die höhere Korrosionsresistenz, was eine langere Haltbarkeit und eine bessere Bioverträglichkeit mit sich bringt. Wenn das Feilungspulver mit dem Quecksilber vermischt wird, entsteht eine plastische Masse, die in den vom Karies gereinigten Zahn eingebracht wird und dort aushärtet. Amalgam wird eingesetzt für große Füllungen im Seitzahnbereich, die einem starken Kaudruck standhalten müssen und wo andere Restaurationsmaterialien nicht zum Einsatz kommen können.

Nach dem Legen der Amalgamfüllung sollte man zwei Stunden nichts essen, weil erst dann eine gewisse Stabilität der Füllung gegeben ist. Nach etwa zehn Stunden hat die Amalgamfüllung fast ihre Endhärte erreicht.

Seit vielen Jahren sind die Gesundheitsrisiken des Amalgams in »aller Munde« und werden in den Medien heftig diskutiert. Tatsache ist, dass Quecksilber überall in der Umwelt vorkommt. Durch Vulkanismus, Verwitterung, Bodenerosion und auch durch die Industrie werden jährlich 5.000 bis 10.000 Tonnen Quecksilber freigesetzt. Der jährliche Quecksilberverbrauch für Dentalamalgame beträgt immerhin 20 Tonnen. Über die Nahrungskette nehmen wir Quecksilber in organischer Form mit Fisch und Fleisch auf. Laut den WHO-Richtlinien sollte die Aufnahme von Quecksilber pro Woche 350 Mykrogramm nicht überschreiten, um Gesundheitsrisiken zu vermeiden.
Akute Quecksilbervergiftungen kommen selten vor. Da sie häufig durch Dämpfe ausgelöst werden, ist in erster Linie die Lunge betroffen. Quecksilbersalze schädigen den Magen-Darm-Trakt und die Nieren, organische Quecksilberverbindungen das Gehirn.
Die Symptome sind Bewegungs-, Sprach- und Hörstörungen. In den 50er-Jahren kam es in Minamata in Japan zu einer Massenvergiftung durch den Verzehr von extrem quecksilberhaltigem Thunfisch. Bei einer chronischen Quecksilbervergiftung lässt sich schwer nachvollziehen, welche Art der Belastung (Amalgamfüllungen, Umweltbelastungen, Fischverzehr) zu den Symptomen geführt hat. Objektivierbare Symptome einer chronischen Quecksilbervergiftung sind: Zittern der Finger, Augenlider und Lippen, Persönlichkeitsveränderungen wie Reizbarkeit, Stimmungslabilität, Gedächtnisschwund, verwaschene Sprache und Nierenprobleme.
Bei milderer Ausprägung sind die Symptome sehr unspezifisch – Schwächegefühl, schnelle Ermüdbarkeit, Appetitmangel, Nervosität, schlechte Merkfähigkeit und Kopfschmerzen. In manchen Fällen kann es zu einer allergischen Reaktion auf Amalgam kommen, die

zu Hauterkrankungen (Ekzemen, Dermatitis) oder allgemeinen Krankheitssymptomen wie Magen-Darm-Beschwerden bzw. Schleimhautirritationen führen kann.

Der Epikutantest ist ein Hauttest, mit dessen Hilfe man die Überempfindlichkeit auf Zahnmetalle diagnostizieren kann. Es wird eine geringe Menge des zu untersuchenden Materials in die Haut geimpft und 72 Stunden gewartet, ob Rötungen auftreten. Aus der Sicht von Allergologen handelt es sich hierbei um eine sehr unzuverlässige Messmethode, weil damit nur bestimmte Reaktionen des Immunsystems gemessen werden. Der Patient, der sich diesem Test unterzieht, geht außerdem ein zusätzliches, in diesem Fall selbst provoziertes Risiko für seine Gesundheit ein.

Bei nachgewiesener Allergie sollten keine Amalgamfüllungen gelegt werden. Die Quecksilberkonzentration im Blut und Urin korreliert mit der Zahl der Amalgamfüllungen. Einige Monate nach der Entfernung aller Amalgamfüllungen kommt es zu einer Verringerung des Quecksilberspiegels im Blut. Tatsache ist daher, dass Amalgamfüllungen eine Quecksilberbelastung darstellen. Allerdings zeigen einige Untersuchungen, dass sich die Quecksilberwerte im Blut und Urin von Menschen, die gesundheitliche Schäden durch Amalgamfüllungen beklagen, nicht signifikant von einer Kontrollgruppe ohne Beschwerden unterscheiden.
Die Symptome treten kurz nach dem Legen oder Entfernen einer Amalgamfüllung auf und klingen in der Regel nach zwei bis drei Wochen wieder ab. Eine gesundheitliche Belastung stellt die Arbeit des Zahnarztes mit dem dampfförmig elementaren Quecksilber dar. Auch beim Ausbohren von Amalgam werden Quecksilberdämpfe frei, die sowohl für den Patienten als auch für den Zahnarzt schädlich sein können. Aus diesem Grund geht man bei dieser Sanierung sehr sorgfältig vor und versucht mittels »Kofferdam« (Gummiabdeckung des gesamten Mundraums) oder sorgfältiger Absaugung des gesamten Mundraums die gesundheitlichen Schäden möglichst gering zu halten. Trotzdem können kleine Mengen des Quecksilberdampfes eingeatmet werden und so über die Lunge ins Blut

gelangen. In den Nieren sowie in bestimmten Arealen des Gehirns zeigt sich dann eine Quecksilberakkumulation.
Auch beim Kauen und aufgrund von Korrosionsprozessen im Mundraum wird Quecksilber in Ionenform frei. Im Magen-Darm-Trakt werden die Quecksilberionen zu einem geringen Prozentsatz resorbiert. Quecksilberionen sind nicht lipidlöslich (fettlöslich) im Gegensatz zum methylierten Quecksilber, das über die Nahrung aufgenommen wird und sich im ganzen Organismus verteilt.

**Eine natürliche Ausscheidung des Amalgams über Leber, Nieren, Darm und Haut erfolgt im menschlichen Organismus in nur sehr geringem Maße. Quecksilber verteilt sich über den gesamten Organismus und lagert sich insbesondere in Nieren, Leber, Nerven, Bindegewebe und vor allem im Gehirn ab.**

Manche Menschen reagieren sehr sensibel auf diesen Werkstoff. Wie hoch die Belastung für den Einzelnen ist, hängt von mehreren Faktoren und nicht ausschließlich von der Verarbeitung durch den Zahnarzt ab. Zu den Einflussfaktoren zählen neben dem Alter der Füllung auch die Ernährung, Immunlage, Erbanlage, aber auch der Lebensstil und das Ausmaß der Empfindlichkeit auf bestimmte potenziell schädliche Substanzen.

## Amalgam ausleiten - was heißt das?

Etwa 80 % der Bevölkerung in den Industrieländern haben Amalgamfüllungen im Mund. Die Langzeitfolgen von Amalgamfüllungen sind noch zu wenig bekannt, sodass dieser Füllstoff in österreichischen und deutschen Zahnarztpraxen noch immer gestattet ist, während er in Schweden seit 2009 verboten ist. Stark eingeschränkt verwendet wird Amalgam in Norwegen und Dänemark. Die EU betrachtet die Auswirkungen von Dentalamalgam auf den Organismus als nicht bedenklich. Ihrer Meinung nach sei die Entfernung von Amalgamfüllungen nicht indiziert, wenn diese von zahnmedizinischen Fachkräften als klinisch zufriedenstellend erachtet werden. Manche Zahnärzte empfehlen, die Amalgamfüllungen immer wieder glatt polieren zu lassen, um deren Oberfläche zu verkleinern, damit weniger Metallionen freigesetzt werden. Die Dauer der Einwirkung von bestimmten giftigen Substanzen ist hier relevant, denn unser Organismus kann bereits auf kleinste Mengen empfindlich reagieren, wenn diese nur lange genug einwirken. Der Speicheltest gibt Auskunft darüber, wie hoch die chronische Quecksilberbelastung ist.

Allergien, rheumatische oder neurologische Erkrankungen, Herz-Kreislauf-Erkrankungen, Menstruationsbeschwerden, Fehlgeburten, Angstzustände, Antriebslosigkeit, Müdigkeit, Depressionen, Arthritis, Muskelschmerzen und -schwäche sowie Hauterkrankungen können auf Amalgamfüllungen zurückgeführt werden. Auch Zungenbrennen, Metallgeschmack im Mund, vermehrter oder verminderter Speichelfluss und Geschmacksverlust könnten ein Hinweis auf eine Quecksilberbelastung sein. Erhöhte Quecksilberwerte im Organismus gelten als Risikofaktoren für Herzinfarkt, weil sich Quecksilber in den Gefäßwänden anreichert.

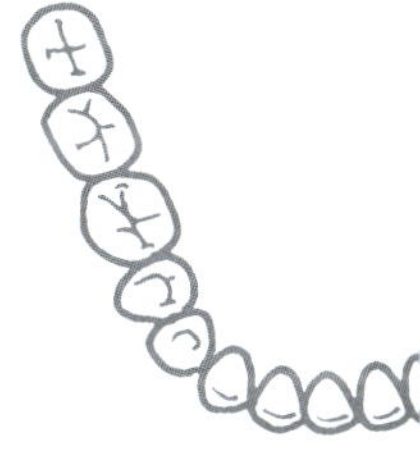

Manche Zahnärzte bieten auch eine Ausleitung von Amalgam mittels Bioresonanz an. Parallel dazu werden nach und nach die noch vorhandenen Amalgamfüllungen entfernt und durch einen anderen Werkstoff ersetzt. Vor und nach dem Ausleitungsprozess wird die Einnahme des Spurenelements Selen empfohlen, da es vom Körper selbst nicht gebildet werden kann und es eine unterstützende Wirkung hat. Zink kann während dieses Verfahrens ebenfalls einen positiven Effekt haben, sofern die Zinkwerte im Blut in Ordnung sind, was vorher mittels Blutuntersuchung abgeklärt werden sollte. Unterstützend können auch Komplexmittel wie z. B. Biologo Detox oder homöopathische Mittel wie Bärlauch, Chlorella oder Koriander eingenommen werden.

Schwangeren und Stillenden wird von einer Amalgamsanierung abgeraten, da der Fötus viele Schwermetalle aufnehmen kann. Amalgam soll daher erst nach der Schwangerschaft und nach dem Stillen ausgeleitet werden. Es wird davor gewarnt, eingesetztes Zahnmaterial voreilig zu entfernen und sich sogenannten Entgiftungstherapien oder Ausleitungsverfahren auszusetzen. Wichtig ist zuvor eine Abklärung der Materialunverträglichkeit unter Einbeziehung zahnärztlicher, psychosomatischer, allergologischer und toxologischer Aspekte.

**Auch wenn viele Menschen nach der Entfernung von »Amalgamplomben« bzw. der Ausleitung von Quecksilber über eine massive Verbesserung ihres gesundheitlichen Zustandes berichten, wird dieser Tatsache nach wie vor relativ wenig Rechnung getragen und die Entfernung oft als hypochondrisches Verhalten abgestempelt.**

## Füllungen aus Gold und Titan - Schätze im Mund?

Zahngold, eine spezielle Goldlegierung, und Titan sind weitere Füllmaterialien, die in der Zahnheilkunde eingesetzt werden. Zahngold zeichnet sich durch eine in der Regel gute Verträglichkeit und eine relative Weichheit aus, was ein Vorteil für das Kiefergelenk ist, wenn Patienten zum Zähneknirschen neigen. Die Füllungsränder von Goldfüllungen lassen sich bei den halbjährlichen Zahnarztkonsultationen gut kontrollieren und gegebenenfalls mit einem Finierinstrument vergüten, sodass der Randschluss wieder optimiert werden kann. Weil das Gold bioverträglich und unschädlich ist, lassen sich viele Menschen für teures Geld Goldinlays oder -kronen einsetzen.

**Auch wenn Gold eine ähnliche Elastizität wie das natürliche Zahnmaterial hat, ist »nicht alles Gold, was glänzt«.**

Doch in den Goldlegierungen befinden sich auch Platin und Indium, die schon in geringer Dosierung Allergien und Unverträglichkeiten auslösen können. Meist dauert es jedoch viele Jahre, bis sich eine Belastung durch Goldfüllungen bemerkbar macht und sie als Ursache für manche Erkrankungen festgestellt werden kann.

**Ziel der Zahnmedizin ist es, die Fremdmaterialien möglichst gut im Zahn zu verankern, sodass sie langfristig dortbleiben können. Wird der Fremdkörper nicht angenommen oder verursacht er physische oder psychische Schäden, sollte man die Füllung von einem Zahnarzt entfernen lassen.**

Das Metall Titan ist der universellste bioverträgliche Werkstoff und wird seit vielen Jahren mit gutem Erfolg in der Medizin, vor allem in der Orthopädie (z. B. künstliche Hüft- oder Knieprothesen), eingesetzt. Es handelt sich dabei um ein sehr hartes Material, das vom Techniker und Zahnarzt nur mit Spezialinstrumenten verarbeitet werden kann. Im Unterschied zu anderen Dentallegierungen besticht es durch seine Reinheit. Ein weiterer Vorteil ist sein geringes Gewicht, was bei großen Füllungen wünschenswert ist. Da Titan ein sehr schlechter Wärmeleiter ist, sind mit Titan versorgte, lebende Zähne außerdem viel weniger empfindlich gegen Wärme und Kälte als mit Gold versorgte Zähne. Auch allergische Reaktionen sind selten, da die Verträglichkeit von Titan sehr hoch ist. Zudem ist Titan geschmacksneutral. Es kommt zum Einsatz, wenn Patienten Gold aus ästhetischen Gründen ablehnen.

Zahnmetalle können durch den Speichel, die im Mund zerkaute Nahrung und durch heiße Flüssigkeiten wie Tees oder Suppen chemische und physikalische Prozesse in Gang setzen, die für unseren Organismus schädlich sein können. Es werden dabei Ionen, also elektrisch geladene Teilchen, freigesetzt, die sich durch den Körper bewegen und an bestimmten Stellen wie beispielsweise im Kieferknochen einlagern. Die elektrischen Spannungen sind bei Amalgam und Silberlegierungen zumeist höher als bei anderen Zahnmetalllegierungen. Besonders gefährlich ist die Kombination aus Amalgam und Gold im Mund, weil durch sie das giftige Quecksilber vom Amalgam freigesetzt wird. Untersuchungen über gesundheitliche Risiken durch den Mix aus unterschiedlichen Zahnmaterialien im Mundraum sind zurzeit noch rar. Beschwerden wie metallischer Geschmack im Mund oder Geschmacksirritationen, Konzentrationsstörungen, Nervosität und Reizbarkeit, Schlafstörungen sowie ein herabgesetztes Immunsystem werden bei Menschen mit Goldlegierungen im Mundraum beobachtet. Der pH-Wert des Speichels spielt hier eine entscheidende Rolle. Sofern keine medizinischen oder ästhetischen Gründe gegen Gold- oder Titanfüllungen sprechen, sind sie jedoch für den Seitzahnbereich eine langlebige, hochwertige Alternative.

## Keramik und Kunststoff - Weiß um jeden Preis?

Wird eine Amalgamfüllung oder ein Metallinlay aus gesundheitlichen oder ästhetischen Gründen abgelehnt, dann stehen plastische Kompositfüllungen oder im Labor gefertigte Komposit- oder Keramikinlays zur Verfügung. Diese Inlays müssen mit Kunststoffklebern adhäsiv am Zahn befestigt werden. Nicht geeignet sind Keramik und Komposit bei ungenügender Restzahnsubstanz sowie bei zu kurzen Zähnen. Auch stark verfärbte Zähne sollten nicht mit diesem Material versorgt werden, da Keramik und Kunststoff bei ungenügender Schichtstärke die Verfärbungen eventuell durchscheinen lassen. Außerdem kann die Keramikfüllung brechen oder noch schlimmer, das Kiefergelenk durch sie Schaden nehmen, wenn man nachts mit den Zähnen knirscht.

Einen weiteren Nachteil von zahnfarbenen Inlays stellt die Gefahr der Randspaltenbildung dar. Dabei handelt es sich um die Spalte zwischen dem Zahn und der Füllung. Diese ist größer als bei metallischen Einlagefüllungen, bei denen die Schichtstärke an den Rändern im Idealfall gegen Null ausläuft, sodass zwischen dem Zahn und der Füllung so wenig Platz wie möglich ist. Bei zahnfarbenen Inlays kann der Zwei-Komponentenkleber, mit dem das Inlay befestigt wird, bei zu großer Schichtstärke schrumpfen, was eine mögliche Randspaltenbildung begünstigt.

Aus medizinischer Sicht kann die adhäsive Technik, mit der ein zahnfarbenes Inlay befestigt wird, also eine Reizung des Zahnnervs zur Folge haben, da eine Randspalte eine Eintrittspforte für Bakterien sowie eine Gefahr für Sekundärkaries darstellt. Anderseits können auch Spannungen im Zahn auftreten, die auf eine Überempfindlichkeit auf chemische und thermische Reize zurückgeführt werden können.

Kunststoff wird verwendet für Zahnfüllungen (auch »Komposite« genannt), als Trägermaterial in Zahnspangen und als Kleber, um größere Inlays mit dem restlichen Zahnmaterial zu verankern.

Wenngleich Kunststofffüllungen in der Regel gut vertragen werden, können sie genauso Allergien auslösen und genverändernde Wirkung haben. Dies beruht darauf, dass sich der Kunststoff im Mund durch regelmäßigen Abrieb, den Einfluss des Speichels und anderer heißer sowie alkoholischer Flüssigkeiten in seine Bestandteile auflöst, die eingeatmet und verschluckt werden. Von der Mundschleimhaut gelangen diese Teilchen in die Blutbahn, von wo es nicht mehr weit zu den verschiedenen Organen ist, wo sie Schäden verursachen können. Außerdem sind sie ein idealer Nährboden für Bakterien und Pilze, die sich vom darin enthaltenen Kohlenstoff ernähren.

Jegliche Reparatur und Restauration am Zahn ist mit Vor- und Nachteilen verbunden.

Reine Keramikkronen galten bislang als zu wenig bruchfest. Daher wurden Zahnkronen immer aus Metall, zumeist aus Gold, angefertigt. Doch dank modernster Technologien können bei Metallunverträglichkeit Goldkronen durch Keramikkronen ersetzt werden. Der neue Werkstoff Zirkoniumoxid hält sogar etwas länger als Gold und bricht nicht mehr. Keramikkronen bestehen komplett aus Porzellan und sind nicht gesundheitsschädigend. Sie sind optisch mit bloßem Auge kaum von einem eigenen, gesunden Zahn zu unterscheiden, da der Übergang zwischen Zahn und Zahnfleisch nicht sichtbar ist. Der Randschluss ist perfekt und das Zahnfleisch zieht sich im Laufe der Jahre nicht zurück. Da Porzellankronen echten Zähnen sehr ähnlich sehen, werden sie gerne für die vorderen, sichtbaren Zähne verwendet, aber auch für die Backenzähne, da sie aufgrund der Porzellanmischung dem Druck beim Kauen und Zermalmen standhalten können.

Porzellankronen fühlen sich im Mund anders an als Kronen aus Gold, Silber oder Titan, da sie leichter, aber für Temperaturreize durchlässiger sind.

Keramik ist ungiftig, schwächt das Immunsystem nicht, ist äußerst belastbar, elastisch, bieg- und zugfest und so lange haltbar wie der Werkstoff Zirkoniumoxid (der ursprünglich für die Raumfahrt vor-

gesehen war). Nicht geeignet ist dieses Material für Inlays, da diese mit einem Kunststoffkleber fixiert werden müssen, der allergische Reaktionen auslösen kann. Kronen und Brücken wiederum können aus Vollkeramik hergestellt werden. Keramik ist jedoch genauso ein Fremdkörper, der vom Organismus angenommen werden muss. In den meisten Fällen stellt dies jedoch kein Problem dar.
Die Herstellung von Vollkeramikkronen in verschiedenen Weißtönen ist sehr aufwendig. Sie müssen Schicht für Schicht gefräst, gebrannt oder gepresst werden. Daher ist der Preis im Vergleich zu Goldkronen um einiges höher. Doch ihre Haltbarkeit ist noch etwas besser als jene von Goldkronen, die bei guter Pflege etwa 25 Jahre halten, während Vollkeramikkronen bis zu 30 Jahre intakt bleiben.
Will man in der Zahnheilkunde die Vorteile sowohl von Metall als auch von Keramik nützen, werden sogenannte Galvano-Inlays eingesetzt. Dabei wird auf einer dünnen Edelmetallschicht, die Zahnkontakt hat, zahnfarbenes Material aufgebrannt. Damit erreicht man einen optimalen Randschluss und eine relativ gute Bioverträglichkeit durch das Edelmetall sowie eine Erfüllung der ästhetischen Anforderung an eine möglichst unsichtbare Füllung. Theoretisch ist das ein genialer Ansatz, jedoch bleibt ein metallfarbener Rand, der nicht ganz abgedeckt werden kann und somit für viele Patienten ein ästhetisches Problem darstellt.

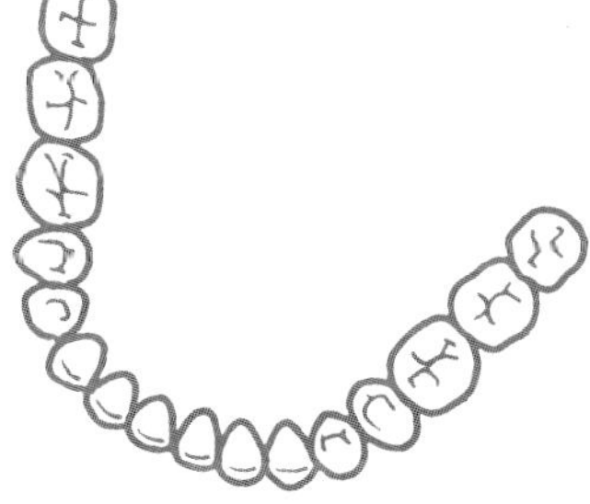

# Zähne und ihre Beziehung zur Psyche

Psychosomatik von Zähnen

Angst, Stress, Sorgen – die Zähne reagieren darauf

Zähneknirschen und -pressen zur Stressverarbeitung

Zahnverlust – Folgen für den Kiefer, den Körper und die Seele

Psychodontologie® – die Sprache der Zähne

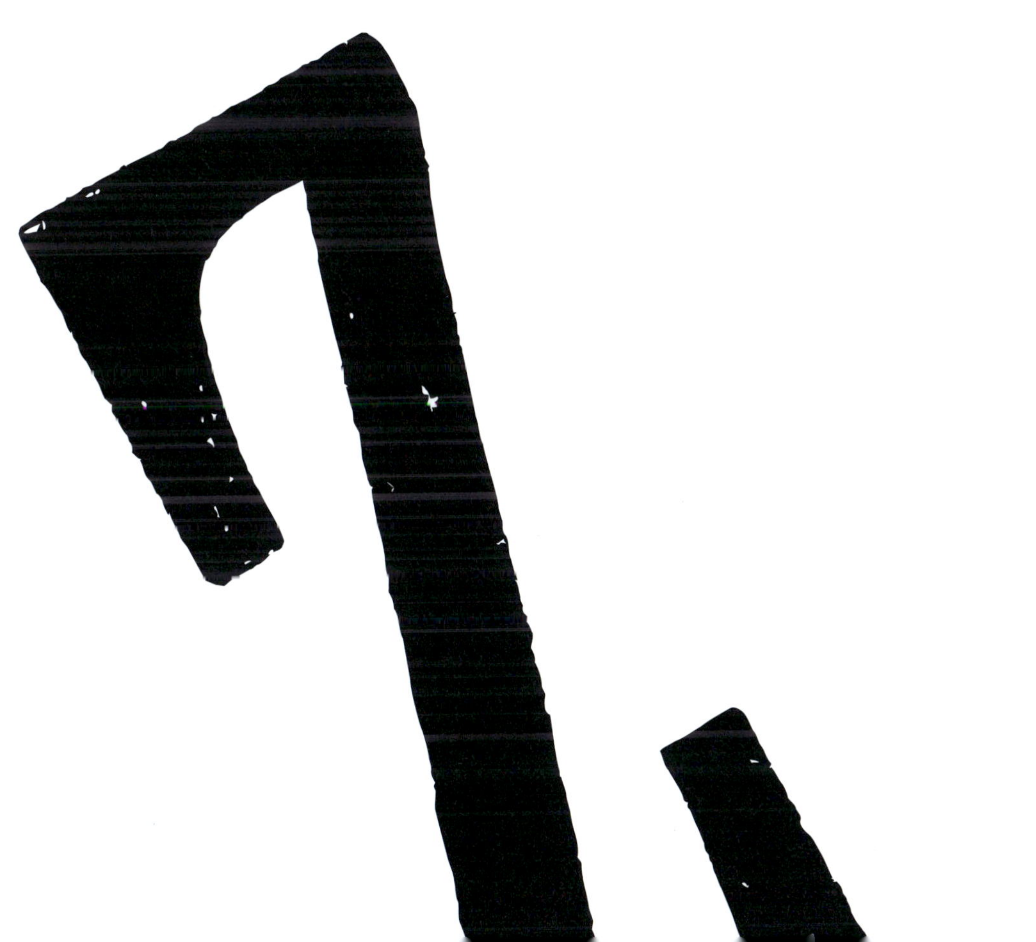

# Zähne und ihre Beziehung zur Psyche

Unsere Zähne sind nicht nur zum Kauen, Beißen, Zermalmen und Sprechen da, sie stehen auch in engem Zusammenhang mit dem gesamten Organismus – mit unseren Organen, unseren Körperteilen und der Psyche. So kann eine Zahnerkrankung mit einem physischen, aber auch einem psychischen Leiden einhergehen. Kranke sowie fehlende Zähne beeinflussen unseren Organismus und schwächen das Immunsystem. Beim Blick durch das »Tor zu unserer Innenwelt«, sprich in den Mund, können ganzheitlich denkende Zahnärzte sehen, wie gesund der Patient insgesamt ist.

**Der Zahnarzt ist ethisch verpflichtet, Zähne unter allen Umständen zu erhalten. Das kann gut oder weniger gut für manche Organe oder Körperteile sein. In manchen Fällen ist sogar der Verlust eines Zahns ein Gewinn für den Körper und die Seele.**

## Psychosomatik von Zähnen

Der Mensch ist ein hochkomplexes Wesen, das auf krankhafte Veränderungen im Mundraum und an den Zähnen mit körperlichen und seelischen Leiden reagiert. In der medizinischen Praxis werden Leiden, bei denen keine organischen Ursachen zu finden sind, gerne als »psychisch« abgetan. Doch diesen klinisch unauffälligen Leiden, auch »Befindlichkeitsstörungen« genannt, sollte man entsprechende Aufmerksamkeit schenken, denn zumeist befindet sich irgendwo ein Störfeld, das Blockaden unterschiedlicher Art und unterschiedlichen Ausmaßes verursacht. Zahnprobleme können daher auch ursächlich für psychische Leiden sein. Deshalb macht es Sinn, sie abzuklären. Umgekehrt sind die Zähne nicht nur den Einflüssen der Mundhöhle ausgesetzt, sondern auch anderen externen Faktoren. Auch die Psyche hat Einfluss auf sie. Seelische Probleme spiegeln sich in

Zahnstellungen und Zahnerkrankungen wider. Nicht nur das, was von außen über die Nahrung in den Mund gelangt, sondern auch unsere seelische Befindlichkeit »lagert« sich an den Zähnen ab und macht sich bemerkbar. Schon beim schnellen Blick in den Mund und auf die Zähne erhält man Hinweise auf mögliche Belastungen des Körpers, die genauso für Laien sichtbar sind.

**Stellen Sie sich folgende Fragen:**

1. Sind meine Zähne schwarz oder dunkel verfärbt?
2. Sind meine Füllungen schwarz oder verfärbt?
3. Habe ich in meinem Mund unterschiedliche Metalle?
4. Habe ich einen metallischen Geschmack im Mund?
5. Habe ich Zungenbrennen?
6. Knackt mein Kiefer beim Öffnen oder Schließen des Mundes?
7. Sind meine Lymphknoten am Unterkieferrand vergrößert und/oder druckempfindlich?
8. Habe ich öfter Zahnfleischbluten trotz guter Pflege?
9. Habe ich weiße Kunststofffüllungen in meinem Mund?
10. Habe ich wurzelgefüllte Zähne?

Sprechen Sie mit Ihrem Zahnarzt, wenn Sie diese Fragen mit »Ja« beantworten können und sie ein Thema für Sie sind.

Die Zähne und die Seele hängen viel enger zusammen, als man glaubt. Die Zähne sind ein Spiegelbild der Seele. Anhand eines Orthopantomogramms (OPT), einer Panoramaschichtaufnahme, werden alle Zähne, beide Kiefergelenke sowie die rechte und die linke Kieferhöhle abgebildet. Zudem erfasst das OPT auch den seitlichen Halsbereich, sodass Arterienverkalkungen der großen Halsschlagadern sichtbar werden. Vorhandene Zähne, deren Behandlungszustand (Füllungen, Wurzelbehandlungen, Entzündungen etc.) und nicht mehr vorhandene Zähne geben Hinweise auf das seelische Befinden des Zahnbesitzers. Die Menschen schenken ihrer Seele viel zu wenig Aufmerksamkeit, verdienen würde sie jedoch zumindest die gleiche wie der Körper. Da Körper und Seele

eins sind, müssen sie zusammen und nicht getrennt voneinander behandelt werden.
Zähne leiden mit bei Partnerschaftsproblemen, beruflichen und privaten Sorgen, größeren Prüfungen und bei Angst um die Zukunft und die Gesundheit. In solchen Fällen neigen wir nämlich zu Verspannungen, die unterschiedlichste Folgen haben können und sich auch im Mund und in den Zähnen niederschlagen. Zahnprobleme müssen nicht immer körperlich-krankhafte Ursachen haben, sondern können auch psychisch bedingt sein, wenn das Körper-Seele-Gleichgewicht aus der Balance geraten ist. Menschen, die sehr unter Druck stehen und permanent unter Zahn-, Kiefer- und Kopfschmerzen leiden, kann auch der beste bzw. bestausgerüstete Zahnarzt nicht helfen, wenn er ausschließlich die Zähne behandelt. In diesen Fällen ist die ganzheitliche Zusammenarbeit von Zahnärzten, Therapeuten und Patienten der richtige Weg, Zahnprobleme dauerhaft zu lösen.
Wer ständig die »Zähne zusammenbeißen« muss, permanent »Probleme durchkaut« oder »verbissen« an Dinge herangeht, wird über kurz oder lang mit physischen oder psychischen Erkrankungen rechnen müssen. Dieses Phänomen, dass sich emotionale Belastungen auf die Zähne auswirken können, wurde schon vor etwa hundert Jahren festgestellt und verdient auch noch im 21. Jahrhundert besondere Aufmerksamkeit. Manchmal sind wir mit schwierigen Problemen konfrontiert, die sehr schmerzhaft sein können. Psychosomatiker sagen, jede Krankheit ist ein Hilfeschrei der Seele, und oftmals sind es eben die Zähne, die den Alarm auslösen oder ein Signal senden. Dieses Signal in Form eines Schmerzes teilt uns mit, dass etwas nicht in Ordnung ist und behoben werden muss. So können hinter massiven oder chronischen Schmerzen, die schwer lokalisierbar sind, beispielsweise rheumatische Erkrankungen, aber ebenso seelische Belastungen stecken. Sie sind auf jeden Fall ein Hilferuf, auf den man reagieren sollte. Ein Zahnarzt wird durch eine zahnärztliche Behandlung alleine das Problem nicht lösen können. In diesen Fällen ist eine ganzheitliche Zusammenarbeit von Zahnarzt, geschultem Therapeut und Patient der beste Weg, dem Betroffenen zu helfen und dessen Zahnprobleme dauerhaft zu lösen.

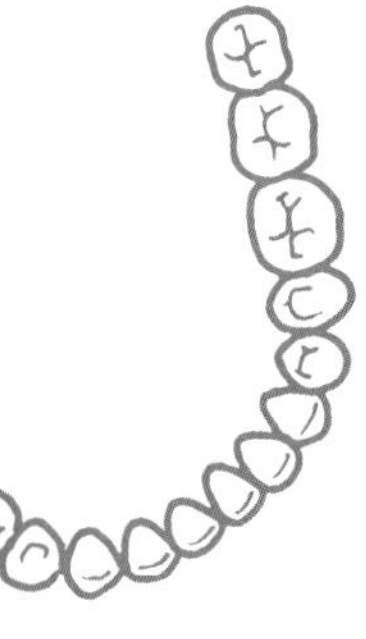

**Die Psychosomatik oder Psychosomatische Medizin ist ein relativ junges Fachgebiet, das die psychischen Fähigkeiten und Reaktionsweisen von Menschen in Gesundheit und Krankheit in Zusammenhang mit körperlichen Vorgängen und sozialen Lebensbedingungen betrachtet.**

Die Lehre der Psychosomatik wird schon seit einiger Zeit auch von der Schulmedizin anerkannt und gewinnt zunehmend an Beachtung. Dass Körper und Psyche zusammengehören und sich wechselseitig beeinflussen, ist nicht nur die Meinung der Psychosomatik, sondern seit einiger Zeit auch die der Schulmedizin. Krankheiten, körperliche Schwächen sowie Unfälle können Auslöser für psychische Erkrankungen sein, und umgekehrt. Psychische Erkrankungen können daher körperlich krank machen.

Mit schönen, geraden Zähnen fühlt man sich attraktiver und man lacht bestimmt öfter und lieber als mit schiefen Zähnen. Zudem steigt mit gesunden, schönen Zähnen das Selbstwertgefühl. Menschen mit schiefen Zähnen fühlen sich oft zu wenig geliebt und wertgeschätzt und leiden unter Ängsten. Es drängt sich nun die Frage auf, ob eine angeschlagene Psyche der Zahngesundheit schadet und ein schmerzender oder von Karies befallener Zahn eine psychische Ursache hat. Aus Beobachtungen weiß man, dass es Menschen gibt, die trotz regelmäßiger, guter Zahnpflege und bewusster, gesunder Ernährung (immer wieder) unter kranken oder kariösen Zähnen leiden, wohingegen andere, die wesentlich weniger Wert auf die Zahnpflege und die Ernährung legen, ein gesundes Gebiss haben. Die Schulmedizin hat folgende Antwort darauf: »Gutes Zahnmaterial ist genetisch bedingt.« Anders ist die Meinung ganzheitlich arbeitender (Zahn-)Mediziner: »Wenn ein Zahn krank ist, dann ist der Mensch als Ganzes nicht gesund.«

Diese Meinung wird auch immer mehr von der Schulmedizin vertreten, denn Neurologen und Neuropsychologen haben in vielen Studien bewiesen, dass Gedanken unterschiedliche chemische Reaktionen im Körper auslösen können. Dass selbst nach optimaler zahnärztlicher oder kieferorthopädischer Behandlung physische Beschwerden nicht verschwunden sind, macht bewusst, dass der psychologische Hintergrund einer Erkrankung niemals unbeachtet bleiben darf.

## Angst, Stress, Sorgen - die Zähne reagieren darauf

Stress veranlasst uns zu Höchstleistungen und wirkt in einem gewissen Ausmaß förderlich und motivierend. Doch wird die Stressobergrenze zu oft erreicht oder gar überschritten, wirkt der Stress auf uns hemmend und einschränkend. Diese Einschränkungen spürt man dann an seinem Körper und möglicherweise auch an seinem Kauapparat.

Das Kiefergelenk und die Kaumuskulatur stellen zusammen eines der wichtigsten Stressorgane dar. Steht man unter Stress, reagiert man mit Anspannung der Augen-, Kau- und Nackenmuskulatur. Auch Tiere tun das, mit dem Unterschied, dass sie ihre natürlichen Stressreaktionen schneller lösen können, nämlich durch Angriff oder Flucht. Bei den Menschen ist diese Reaktion nicht immer möglich oder angebracht. Da sich die Spannungen also motorisch nicht lösen, wird versucht, den Stress über einen anderen Weg abzubauen. Bei entsprechender Veranlagung neigt man beispielsweise dazu, in der Nacht während des Schlafens mit den Zähnen zu knirschen oder zu pressen. Auch Karies und Zahnfleischentzündungen können durch Stress hervorgerufen werden, da viele Menschen unter Stress weniger Wert auf die Mundhygiene legen und sich dadurch der pH-Wert des Speichels verändert. Außerdem schwächt Stress das Immunsystem, wodurch leichter Entzündungen der Mundschleimhaut entstehen können.

Einen Menschen mit Ängsten und Sorgen kann man auch an der Körper- und Sitzhaltung erkennen. Eine schlechte Körperhaltung und selbst kleine tägliche Verschiebungen in der Körperposition haben einen direkten Einfluss auf die Muskelspannung im Nacken-, Schulter- und Kopfbereich und somit auf den Aufbiss der Zähne. Der Unterkiefer wird bei schlechter Haltung tendenziell nach vorne verlagert, was eine starke Zugwirkung auf die Mundbodenmuskulatur bewirkt. Schmerzhafte Mundbewegungen, Gelenkgeräusche, druckempfindliche Muskulatur im Kiefer-, Nacken- und Hinterkopfbereich ergänzt durch Kopf- und Gesichtsschmerzen können also die Auswirkungen einer schlechten Körperhaltung sein. Der Körper kann Fehlsteuerungen und -stellungen nur so lange kompensieren und beschwerdefrei bleiben, solange ihm Ausgleichsoptionen zur Verfügung stehen. Er braucht dafür genügend Ruhe und Entspannung.

Nicht nur die Haut ist Spiegel der Seele, sondern auch das Gesicht und der Kiefer liefern ausreichend Aufschlüsse über das psychische Befinden des Menschen.

## Zähneknirschen und -pressen zur Stressverarbeitung

Viele Menschen haben Stress, nicht jeder kann jedoch gleich gut damit umgehen. Manche versuchen, ihn im Schlaf abzubauen, indem sie ihre Probleme »durchkauen« und mit den Zähnen knirschen. Man spricht dabei von Bruxismus, dem Zähneknirschen und -pressen bedingt durch Anspannung und Stress im Alltag. Besonders davon betroffen sind junge Frauen, Studentinnen oder Mütter mit Doppelbelastung. Doch auch schon bei vielen Jugendlichen findet man Schleifspuren auf den Zähnen, die auf Knirschen oder Pressen zurückzuführen sind. Ursächlich für diese dentale Parafunktion ist ein nicht optimal abgestimmtes Bissverhalten. Das ist an sich nichts Besonderes, da sehr viele Menschen keine optimalen Bissbedingungen haben, aber häufig weder Beschwerden noch Schmerzen haben. Umgekehrt knirschen manche Menschen jedoch ohne »organischen Anlass«. Sie knirschen, um untertags Unbewältigtes zu »zerkauen« und zu verdauen.

Bruxismus hat zur Folge, dass man mit leichten Zahnschmerzen am Morgen aufwacht und das Gefühl hat, nachts harte Speisen zerkaut zu haben, sodass sich die Zähne locker anfühlen. Er führt weiters zu schmerzhaften Muskelverspannungen, wenn die Kompensationsmechanismen des Körpers nicht mehr funktionieren. Eine Überlastung des Regulationssystems führt zu einer Fehlsteuerung im Organismus und das Immunsystem leidet darunter. Es muss nicht bei Verspannungen bleiben. Der Schmerz kann sich auch in anderen Organen oder Körperteilen manifestieren. Wenn es sich dabei um eine Stelle handelt, die bei der Diagnoseerstellung nicht in Zusammenhang mit den Zähnen gebracht wird, wird es dauern, bis man die Ursache der Schmerzen gefunden hat.

»Sich die Zähne an etwas ausbeißen«

*Wenn man sich die Zähne an etwas ausbeißt, kann man eine Aufgabe trotz größter Bemühungen nicht lösen.*

Der Kaudruck ist beim Knirschen in der Nacht um ein Vielfaches höher als beim normalen Kauen von Nahrungsmitteln. Dieser Druck von mehr als 80 Kilogramm pro Quadratzentimeter kann zu Schmerzen der Kiefermuskulatur, zur Größenzunahme des Kaumuskels, zu Ohrengeräuschen, Tinnitus, Kopfschmerzen, Migräne, Parodontitis, Karies bis hin zum Verlust von einzelnen Zähnen führen. Das ständige Zähneknirschen in der Nacht hat nachhaltige Auswirkungen auf die Zähne, denn sukzessive geht dabei Zahnsubstanz verloren, die sich nicht mehr nachbildet. Durch diese Abrasion senkt sich die Bisshöhe und das Kiefergelenk wird weiter nach oben gezogen. Die Zähne bzw. Zahnkronen werden durch das Knirschen immer kürzer und das Zahnfleisch kann sich zunehmend mehr zurückziehen. Das kann einseitig, aber auch beidseitig der Fall sein. Daher sollten schon die ersten Anzeichen, z. B. ein Knacken beim Öffnen bzw. Schließen des Mundes, ernst genommen werden, um Spätfolgen wie einen degenerativen Abbau des Kiefergelenks und stark beschädigte, abgeriebene Zähne zu vermeiden.

**Wenn das Kiefergelenk »schnappt«, fühlt es sich für Betroffene so an, als renke es sich spontan kurz aus, aber sofort wieder ein. In der Regel springt das Gelenk nicht aus der Pfanne, es fühlt sich lediglich so an.**

Knirschen kann auch verursacht werden durch eine periphere Rückverlagerung des Unterkiefers im Kiefergelenk. Ursächlich für das Pressen ist zumeist eine neurologische Fehlsteuerung. Durch das nächtliche Zähneknirschen versucht der Organismus, Alltagsstress und Sorgen abzubauen bzw. zu bewältigen. Dahinter können laut Psychotherapeuten seelische Ursachen (Burnout, Mobbing etc.), länger zurückliegende Traumata oder andere Stressoren liegen, die sich beispielsweise mit verhaltenstherapeutischen Maßnahmen oder anderen Formen der Gesprächstherapie in den Griff bekommen lassen. Unterstützt werden kann dieser Behandlungsprozess mit einer Knirschschiene (Aufbissschiene), die vom Zahnarzt angefertigt wird, dessen Aufgabe darin besteht, die Zähne zu schützen bzw. vor weiteren Schäden zu bewahren. Die Aufbissschiene dient der Entlastung der Kaumuskulatur und schützt vor weiterem Zahnabrieb. Die geringe Dicke beeinträchtigt die für die Kiefermuskulatur so wichtige Ruheschwebelage nicht und stört daher auch nicht beim Schlafen.

Stressoren, die das Immunsystem belasten, sind das Zähneknirschen und -pressen, Zahnfehlkontakte, Muskelfehlstellungen, Karies und Parodontitis.

Entspannungsübungen wie autogenes Training oder die Muskelrelaxation nach Jacobson sowie gezielte Gymnastik können Menschen mit Bruxismus ebenfalls helfen, ihren Stress abzubauen, ohne dabei die Zähne zu schädigen.

## Zahnverlust - Folgen für den Kiefer, den Körper und die Seele

Ein Zahnverlust wirkt sich auf die Psyche und auf den Kiefer aus. Fehlt ein Zahn, dann fehlt dem gegenüberliegenden Zahn der Gegenbiss. Die benachbarten Zähne beginnen darauf zu reagieren, indem sie in die Zahnlücke kippen und in »Schieflage« geraten. Durch die Schrägstellungen der umgrenzenden Zähne kommt die Zahnbürste nicht so leicht in alle Zwischenräume, wodurch bakterielle Beläge, Karies und Parodontitis entstehen können.
Bei Weisheitszähnen tritt häufig ein anderes Problem auf. Werden alle vier Weisheitszähne gleichzeitig (in Narkose) entfernt, stellt dies nicht nur eine psychische, sondern auch eine physische Belastung dar. Das Immunsystem ist damit überfordert und diese vier zahnlosen Areale können die Gesundheit noch langfristig gefährden, z. B. durch eine Kieferositis. Diese Kieferositis wird schlechter mit Nährstoffen versorgt und wirkt wie eine Blockade.

Das veränderte Knochenareal kann jedoch mittels eines kleinen chirurgischen Eingriffs von etwa 20 Minuten in Kurznarkose entfernt werden.

**Ein Zahnverlust, aber auch schon ein abgebrochener Zahn lässt manche Laute beim Sprechen anders und sogar schlecht verständlich klingen. Wenn ein Schneidezahn davon betroffen ist, dann wandert die Zunge bei manchen Lauten weiter nach vorne. Sie hat dann keinen Zahn mehr als Begrenzung.**

Bevor das Ziehen eines Zahnes indiziert ist, versucht man ihn mittels anderer Methoden so lange wie möglich zu erhalten und entsprechende erhaltende Maßnahmen wie Wurzelbehandlungen oder Wurzelspitzenresektionen zu setzen. In manchen Fällen ist es jedoch sogar ratsamer, einen Zahn zu ziehen, weil man durch weitere Sanierungsmaßnahmen den Zahn und somit den Organismus durch Infektionen nur noch weiter belasten würde. Doch einen Zahn entfernt zu haben, heißt leider nicht automatisch, dass damit auch sein Störfeld saniert ist.

Wenn einzelne Zähne oder gar mehrere fehlen, ist der Kauvorgang fehlgesteuert und Kauleistung und Feindifferenzierung sind deutlich reduziert. Durch einen Zahnverlust kippen die beiden angrenzenden Zähne in die entstandene Zahnlücke und werden dadurch stärkeren Belastungen ausgesetzt. Sie bekommen nicht nur feine Risse, sondern führen auch zu Muskelverspannungen. Der Schmerz verlagert sich also von der Zahnlücke zur Nacken- und Schulterregion und kann sogar in weitere Bereiche wandern. Der Kauvorgang wird durch diese eine Veränderung komplizierter. Wenn nun mehrere Zahnlücken in einem Gebiss vorhanden sind, dann ist das Kausystem überlastet. Für den Betroffenen ist das anfangs unangenehm, aber er gewöhnt sich relativ rasch daran. Ihm ist wahrscheinlich zu wenig bewusst, welche Langzeitfolgen ein Zahnverlust haben kann.

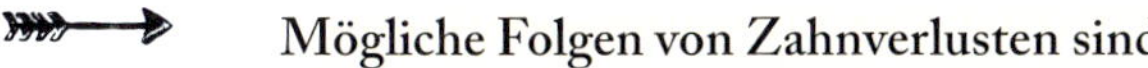
**Mögliche Folgen von Zahnverlusten sind:**

- Einpressen des Kiefergelenks in die Gelenkpfanne
- Verspannungen und Überdehnungen der Mundschließ- und Mundöffnungsmuskulatur
- Lageveränderung des Zungenbeins
- Blockaden in der (Hals-)Wirbelsäule
- Beckenfehlstellungen
- Beinlängendifferenz

## Psychodontologie® - die Sprache der Zähne

Zähne sprechen und senden eine Botschaft nach außen. Diese kann sich durch Karies, Lockerungen, Füllungen oder Fehlstellungen ändern. Aus der Stellung der Zähne und dem Verlauf der Zahnerkrankung erhält man Informationen, warum ein Zahn oder mehrere Zähne schmerzen und Probleme bereiten. Plötzliche Kälteempfindlichkeit, Zahnstellungsänderungen oder Schmerzen können Rückschlüsse auf das psychische Empfinden geben. Ebenso spiegeln sich in den Zähnen vergangene Erlebnisse, unser Verhältnis zum Weiblichen und Männlichen, der Mutter und dem Vater, unsere Stellung im Leben sowie unsere Einstellung zum Beruf, zur Umwelt und zu uns selbst wider. Durch ihre (Fehl-)Stellung teilen uns die Zähne mit, was wir in unserem Leben verbessern bzw. verändern können oder sollten. Sie sind dadurch eine Art Hilfestellung bei der Erfüllung unserer Lebensaufgaben. Zähne und Zahnstellungen sagen auch etwas über den Charakter aus. Bei den Informationen dieses Kapitels handelt es sich nicht um wissenschaftlich fundierte Erkenntnisse, sondern lediglich um Erfahrungswerte und Beobachtungen.

»Jemandem die Zähne zeigen«

*Wenn man jemandem die Zähne zeigt, demonstriert man Selbstbewusstsein und Aggression. Man wehrt sich und leistet Widerstand.*

### Der Schmalkiefer

Der Schmalkiefer ist die am meisten verbreitete Art von Kieferform. Hier überwiegen die Kräfte der Außenwelt, durch die sich Schmalgebissträger erdrückt fühlen und die sie daran hindern, sich in die Breite zu entwickeln. Das heißt, dass sich die eigene Persönlichkeit nicht oder zu wenig entwickeln kann, weil die seitlichen, eigenen Entfaltungskräfte reduziert sind.

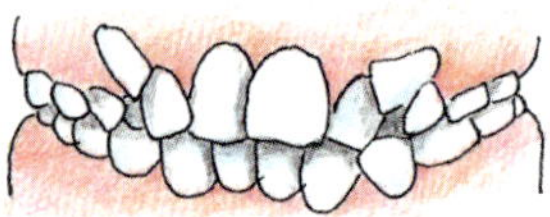

*Zahnstellung bei einem Schmalkiefer*

### Der Schmalkiefer mit Spitzfront

Diese Kieferform wird gerne mit einer Perlenkette verglichen, denn wird eine Perlenkette seitlich gedrückt, weicht sie nach vorn aus und wird spitz (Spitzfront). Menschen mit dieser Kieferform treten gerne die »Flucht nach vorn« an. Statt mit massiver Selbstbehauptung agieren sie lieber mit »einer spitzen Zunge«, treiben einen Keil nach vorn und werden verbal aggressiv und bissig. Doch gilt hier das bekannte Sprichwort: »Hunde, die bellen, beißen nicht!«

### Der Kreuzbiss

Beim Kreuzbiss ist der Unterkiefer seitlich verschoben, während der Oberkiefer symmetrisch steht. Da der Unterkiefer für das »Tun« steht, kommt es zur Überbetonung (Verschiebung nach rechts) bzw. zum Unterlassen des Tuns (Verschiebung nach links).

### Die Nonokklusion

Bei der Nonokklusion beißen die Zähne gar nicht aufeinander, sondern aneinander vorbei. Der Oberkiefer ist zu breit, der Unterkiefer zu schmal. Während die Willens- und Vorstellungskräfte (des Oberkiefers) dominieren, sind die Tatkräfte (des Unterkiefers) für die Umsetzung in die Realität zu schwach. Zu wollen alleine ist nicht genug, man muss auch handeln!

### Der schmale Deckbiss

Hier sind die 2-er und 1-er gerade, nach hinten-innen oder hinten-außen weisend. Weisen die 1-er (das unbewusste »Es«) einer Person nach innen, handelt es sich um eine defensive Persönlichkeit, die durch bewusstes Gegensteuern kompensiert, indem sie sich nach vorne drängt und »spitz«, also aggressiv, wird. Das kann »gefährlich« wirken und werden, denn geht man über seine Grenzen hinaus und lehnt man sich zu weit aus dem Fenster, könnte man auf den Mund fallen und sich die Zähne abbrechen.

### Der Eckzahnhoch- und -außenstand

Hier erreichen die oberen nicht die unteren Zähne. Da Eckzähne Machtzähne sind und oben das Wollen und unten das Tun liegt, bedeutet diese Zahnstellung, dass es, obwohl der Wunsch nach Macht vorhanden ist, an der tatsächlichen Umsetzung mangelt. Die mächtigen Eckzähne haben keinen Biss, sondern beißen ins Leere.

### Die progene Verzahnung

Bei dieser Zahnstellung werden die unteren Zähne nicht von den oberen übergriffen, sondern die unteren stehen umgekehrt vor den oberen und übergreifen diese. Da die unteren Zähne dominieren, regiert das Tun und die Vernunft läuft hinterher. Die damit einhergehenden Machteinsätze können allerdings brachial sein.

### Das Diastema

Unter einem Diastema versteht man die Lücke zwischen den mittleren Schneidezähnen. Während diese Zahnlücke bei einem Mann für Kraft, Aktionismus, Vitalität und Brutalität steht, werden Frauen damit als offen und sanftmütig charakterisiert. Für manche wirkt diese Zahnlücke sexy und erotisch.

Nicht nur Fehlstellungen, sondern auch jeder Zahn an sich hat seine charakterlichen Entsprechungen: So wie es für jeden Zahn eine körperliche Verbindung gibt, gibt es auch für jeden Zahn eine seelische Entsprechung.

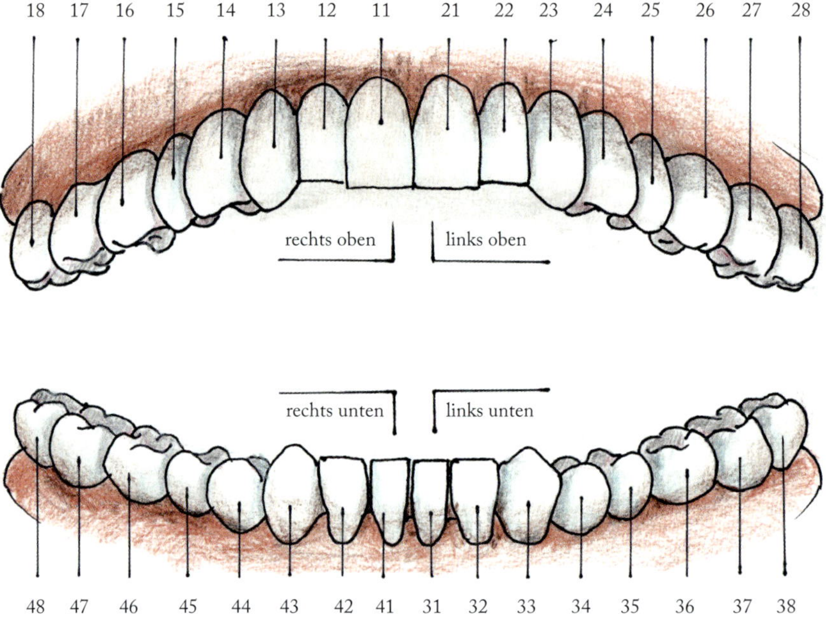


*Bezeichnung der Zähne*

1. Vordere Schneidezähne (11, 21, 31, 41)

Die mittleren Schneidezähne oben (11 und 21) beschreiben die Liebeskraft der Person und ihre Beziehung zu den Eltern, wobei der 11-er den Vater, die Autorität, das Feuer und die Sonne symbolisiert, während der 21-er für die Mutter, die Frau, den Mond und das Wasser steht. Die mittleren unteren Schneidezähne (41 und 31) symbolisieren den Stellenwert der Eltern im sozialen Alltag des Kindes.

Die unterschiedlichen Erscheinungsbilder im Bereich der Schneidezähne verraten weitere Persönlichkeitsmerkmale. Ein Diastema zeigt, dass im Liebesbereich mehr Raum und Platz geschaffen wird, aber auch, dass es Schwierigkeiten gibt, die männliche und weibliche Seite gleichermaßen zu integrieren. Abgeschlagene Schneidezähne demonstrieren einen Mangel an elterlicher Zuwendung, vielleicht sogar einen Beziehungsbruch. Die Dominanz eines Elternteils erkennt man an überlagerten Schneidezähnen.

2. Seitliche Schneidezähne (12, 22, 32, 42)

Die seitlichen Schneidezähne werden von den vorderen Schneidezähnen geformt und geben Aufschluss über das Temperament eines Menschen und wie er auf weibliche und männliche Energien sowie den Vater und die Mutter reagiert.

Stehen die seitlichen Schneidezähne vor, symbolisiert das frühe Flucht aus dem Elternhaus und Flucht vor Auseinandersetzungen mit den Eltern. Die Dominanz der Kinder über ihre Eltern erkennt man am Überstehen der seitlichen Zähne. Nach hinten weisende seitliche Schneidezähne werden als Zeichen von Unterwürfigkeit dem Vater oder der Mutter gegenüber gedeutet. Sind diese Zähne kariös, können starke emotionale Belastungen mit dem anderen Geschlecht (Frustration oder Enttäuschung) die Ursache sein. Sehr kleine Seitenzähne, die Reiskörnern ähneln, haben aggressionsverhinderte, friedfertige Menschen, die sich sofort unterwerfen.

3. Eckzähne (13, 23, 33, 43)

Die bleibenden Eckzähne kommen im Alter von 13 bis 14 Jahren und stehen für die Entwicklung der emotionalen Ebene. Sie symbolisieren Sexualität, Konkurrenzverhalten, Behauptung, Macht und Aggression.

Der 13-er gibt Auskunft darüber, wie wir uns der Außenwelt zeigen wollen – dominant, zurückgezogen oder verweigernd. Der 23-er zeigt die innere Haltung, mit der wir auf Veränderungen reagieren (inneres Einverständnis, innere Ablehnung). Der 43-er drückt aus, was wir nach außen hin vollbringen wollen, also unsere Wachstumsenergie, und der 33-er weist darauf hin, wie wir innere Veränderungen zum Ausdruck bringen, ob wir bereit sind, diese anzunehmen und ob wir konfliktbereit oder konfliktabwehrend sind.

4. Vordere Backenzähne (14, 24, 34, 44)

Diese Zähne stehen für das Ich und unsere Sehnsüchte.

Der 14-er gibt Auskunft darüber, wie wir uns nach außen hin zeigen wollen, der gegenüberliegende 44-er steht für die Verwirklichung unserer Pläne. Backenzahn 24 beschreibt alle Sehnsüchte, die mit unserer Gefühlswelt und unseren Zuneigungen in Verbindung stehen und der gegenüberliegende 34-er zeigt, wie wir unsere Wünsche und Gefühle in unmittelbarer Umgebung zum Ausdruck bringen.

5. **Hintere Backenzähne (15, 25, 35, 45)**
   Die hinteren vier Backenzähne stehen für das schöpferische Ich und für künstlerische Werte.
   Bei Fehlgeburten und Abtreibungen ist der Zahn 15, der für Kinder und Pläne steht, oft tot. Zahn 25 beschreibt die Anlagen, die tief in uns schlummern und Zahn 35, wie die Energie der Mutter in unser Wesen involviert wird. Zahn 45 stellt die konkrete Ausführung unserer (beruflichen) Pläne dar.

6. **Vordere Mahlzähne (16, 26, 36, 46)**
   Diese vier Mahlzähne stellen unsere Auflehnung gegen Einengung und Bevormundung sowie unseren Anspruch auf den Stellenwert, den wir einnehmen wollen, dar.
   Welchen Rang wir in der Außenwelt einnehmen wollen, spiegelt sich im Zahn 16 wider. Welche Rolle wir einnehmen wollen, um unsere Empfindungen zum Ausdruck zu bringen, zeigt sich in Zahn 26. Wie groß der Wunsch nach Liebe und Aufmerksamkeit von den Eltern ist, erkennt man am Zahn 36 und Zahn 46 repräsentiert die Arbeit, die Neugeburt und die Verlustangst.

7. **Hintere Mahlzähne (17, 27, 37, 47)**
   Diese vier Mahlzähne erscheinen etwa im zwölften Lebensjahr und spiegeln die Beziehung mit der Umwelt wider und wie unsere Mitmenschen auf uns reagieren.
   An Zahn 17 erkennt man Ereignisse, die mit den äußeren Umständen von Arbeit und dem Alltagsleben zu tun haben. Zahn 27 zeigt das affektive Verhältnis zu unseren Mitmenschen und wie wir mit unseren Nächsten harmonisieren. In Zahn 37 werden gefühlsmäßige Probleme konkret und Zahn 47 steht für Beziehungen und ihre Umstände.

8. **Weisheitszähne (18, 28, 38, 48)**
Die Weisheitszähne erscheinen, wenn sie angelegt sind, nicht vor dem 18. Lebensjahr und stellen die spirituelle Entwicklung sowie die Beziehung des Individuums zur Gemeinschaft und zum Kosmos dar.
Der Weisheitszahn oben rechts (18-er) entspricht der Kraft, die wir bei dem Versuch, uns spirituell zu entwickeln, aufwenden. Zahn 28 steht für tief liegende Ängste, von der materiellen und spirituellen Welt ausgeschlossen zu werden. Ob wir fähig sind, der Umwelt die eigenen Gefühle mitzuteilen, erkennt man am 38-er. Der Weisheitszahn unten rechts (48-er) steht für die physische Energie, die wir einsetzen, um unseren Platz in der Welt zu finden.
Mit dem Verlust der Weisheitszähne könnten der Sinn für die Einswerdung mit der Natur und dem Kosmos sowie der Gemeinschaftssinn und die sozialen Energien verloren gehen (»Individualistengesellschaft«).

Die Psychodontologie® verrät uns nicht nur die geheime, unterbewusst bekannte Sprache der Zähne und wie die dentalen Signale gelesen und verstanden werden können, sondern sie dient auch einer ganzheitlichen Zahnheilkunde. Manche Menschen mögen diese Deutungen vielleicht als vage und unseriös abtun, obwohl sie doch sehr oft zutreffen. Es liegt beim Leser, wie er mit ihnen umgeht und was er mit diesen Informationen macht.
Es stellt sich natürlich die Frage, ob sich der Charakter und das Verhalten nach einer Zahn- bzw. Kieferkorrektur ändern. Dem ist nicht so. Alles bleibt so, wie es von den Anlagen her war. Doch es wird immer wieder beobachtet, dass sich nach kieferorthopädischen Behandlungen der Selbstwert und das Auftreten verändern. Betroffene strahlen dann mehr und zeigen beim Lächeln lieber Zähne.
Auch wenn man an der Psychodontologie® zweifelt, können diese Informationen vielleicht zumindest zum Denken anregen.



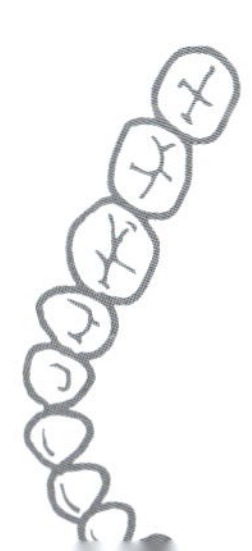

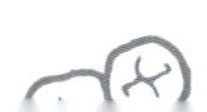

# Zähne und ihre Beziehung zum Organismus

Was macht die ganzheitliche Zahnmedizin?

An jedem Zahn hängt ein Organ

Zahn-Herde als Störfelder

Wechselbeziehung zwischen Zahn und Organ

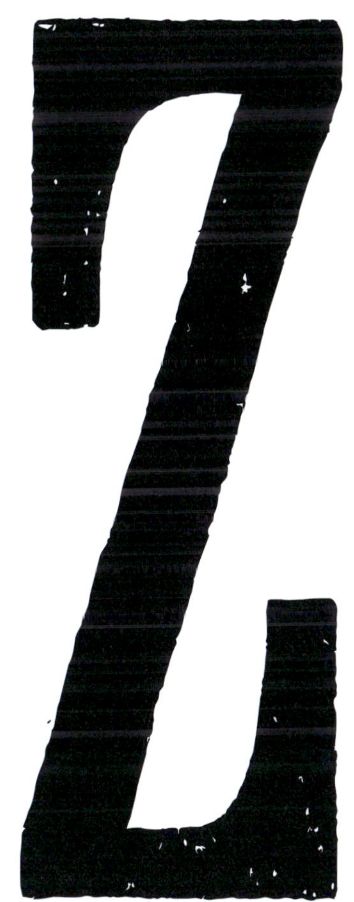

# Zähne und ihre Beziehung zum Organismus

Jeder Zahn hat eine bestimmte Bedeutung und Funktion in unserem Gebiss. Ist nur ein einziger Zahn krank, befindet sich der Körper in Disharmonie. Krankheit bedeutet disharmonische Schwingung im Körper. Ist der Organismus in einem guten Allgemeinzustand, wird er manche Störeinflüsse ignorieren oder zumindest für einige Zeit kompensieren können. Auf Dauer bringen Fehlstellungen einzelner Zähne den Organismus aber aus der Balance und verursachen Schmerzen. Schmerzen sind immer ein Zeichen dafür, dass etwas nicht in Ordnung ist. Sie deuten auf einen Missstand hin, der schon vor längerer Zeit begonnen haben könnte und dessen Auswirkungen erst später zu spüren sind.

Manchmal ist es notwendig, das Übel an der Wurzel zu packen. Schon kleine (Außen-)Reize können eine große Wirkung haben. Sie lösen oftmals sogar tiefgreifendere Störungen aus als größere Reize. Dauerreize sind gefährlicher und unangenehmer als akute Reize.

Störfelder hindern den Organismus daran, auf Reize gezielt zu reagieren und begünstigen dadurch Krankheiten. Das Paradoxe an Störfeldern ist, dass der Schmerz, den sie auslösen, nicht (immer) im Bereich des Störfeldes liegt, sondern oftmals an einer ganz anderen, vielleicht sogar weit entfernten Stelle.

*Was den einen krank macht, macht dem anderen nichts aus.*

## Was macht die ganzheitliche Zahnmedizin?

Die ganzheitliche Zahnmedizin behandelt den gesamten Körper und nicht nur die Zähne. Bei der ganzheitlichen zahnärztlichen Untersuchung fragt der Arzt vorerst den Patienten nach körperlichen Beschwerden, ehe er Zähne und Kiefer fachärztlich untersucht. Nach dem Anamnesegespräch wird nach möglichen Herden im Mund-Kiefer-Bereich (Karies, Parodontitis, Füllungen, Eiterherde etc.) gesucht. Ein wurzelgefüllter Zahn kann für den Organismus eines sensiblen Menschen zu einer Belastung werden und Schmerzen vor Ort oder an einem weit entfernten Körperteil auslösen. Auch eine zahnärztlich bestens verankerte (Amalgam-)Füllung, die nicht herauszufallen droht, kann das Immunsystem durch die Abgabe der giftigen Substanzen schwächen und die Energiebahnen des Körpers negativ beeinflussen. Der Organismus schafft es nicht immer alleine, den Stressor loszuwerden. In einigen Fällen hilft es daher tatsächlich, einen kranken Zahn zu sanieren oder zu ziehen, um physische Schmerzen zu vermindern oder zu eliminieren.

**Schon lange weiß man, dass Infektionen im Mund (Parodontitis, Zahnfleischbluten etc.) viele unterschiedliche körperliche Leiden negativ beeinflussen und verursachen können. Zu erwähnen sind hier etwa Herz-Kreislauf-Erkrankungen, bakterielle Lungenentzündungen, Diabetes mellitus Typ-II und ein niedriges Geburtsgewicht.**

Nicht für jeden Menschen ist das Zahnziehen die Therapie erster Wahl. Heilung kann dadurch möglich werden, muss sie aber nicht. Man sollte bedenken, dass hier noch viele andere Faktoren eine Rolle spielen wie etwa das Immunsystem, die genetische Disposition, die eigene Krankheitsgeschichte, individuelle physische und psychische Belastungen und Ressourcen sowie der persönliche Umgang damit.
Ganzheitliche Zahnmediziner wissen, dass Kieferverformungen und Fehlbisse verschiedene Beschwerden verursachen können, beispielsweise im Bereich des Stütz- und Halteapparates sowie der Atmungs- und Verdauungsorgane. So können manifeste Wirbelsäulenprobleme, Migräne, Tinnitus, Schlafstörungen, Verspannungen und Konzentrationsstörungen auf Kieferfehlstellungen zurückgeführt werden. Es gilt nun für den ganzheitlichen Zahnmediziner, diese Zusammenhänge zu erkennen, den Patienten darauf aufmerksam zu machen und ihm bei weiteren Behandlungsschritten behilflich zu sein. Zu bedenken ist dabei jedoch, dass eine Verbesserung des

Gesundheitszustandes nach Interventionen in manchen Fällen erst nach geraumer Zeit eintritt, nämlich erst dann, wenn sich das gesamte System neu organisiert hat.

Während sich ein herkömmlich geschulter Zahnarzt ausschließlich um die Zähne, den Kiefer und den Mundraum kümmert, sieht sich ein ganzheitlich ausgebildeter Zahnarzt nicht nur für den Mundbereich, sondern für den gesamten Menschen verantwortlich.

Jährlich werden etwa acht Millionen Zahnwurzeln weltweit gefüllt. Der Vorteil dieser Füllungen ist, dass dadurch neun von zehn Zähnen erhalten werden können. Wurzelgefüllte Zähne umgeben von Amalgamfüllungen können aber auch eine Belastung für den gesamten Organismus darstellen. So kann das im toten Zahn entstehende Mercaptan durch den Stoffwechsel von Bakterien in Methyl-Mercaptan, ein starkes Nervengift, umgewandelt werden. Da dieses Gift die Blut-Hirn-Schranke durchbricht und ins Gehirn wandert, kann es gesundheitsgefährdend sein. Bereits 0,1 Milliliter davon sind tödlich.
Ziel einer ganzheitlichen Zahnbehandlung ist es, chronisch entzündliche, toxische und allergisierende Belastungen aus dem Mundraum zu entfernen. Obwohl nicht jeder wurzelgefüllte Zahn ein Störfeld ist, das für Unheil im Körper sorgt, muss bei nicht erklärbaren Erkrankungen unbedingt auch an diesen Zahn als möglichen Verursacher gedacht werden.

## An jedem Zahn hängt ein Organ

Die Traditionelle Chinesische Medizin sowie ganzheitliche Zahnmediziner behaupten, an jedem Zahn hänge nicht nur ein Organ, sondern der ganze Mensch, und (be-)handeln entsprechend dieser Philosophie.
Schaut ein Zahnarzt in den Mund eines Patienten, interessiert er sich in erster Linie für dessen Zähne und Kiefer. Er kann die Qualität der Zähne beurteilen, die unter anderem auf eine gute oder wenig ausreichende Zahnpflege schließen lassen und eventuell

Ernährungsgewohnheiten erkennen lassen. Die Traditionelle Chinesische Medizin sieht noch mehr. Sie behauptet, dass sich im gesundheitlichen Zustand der Zähne und des Gaumens die Gesundheit des gesamten Menschen widerspiegle. Es handelt sich daher um ein holistisches, also ganzheitliches, Konzept, dessen sie sich seit Tausenden von Jahren bedient. Laut ihrer Philosophie sind Zähne keine isolierten Gebilde in der Mundhöhle, sondern sie sind vernetzt mit anderen Organen und Funktionen im Körper. Nach der Traditionellen Chinesischen Medizin finden Wechselwirkungen zwischen den Zähnen und dem Organismus sowie Störungen im Körper statt, die durch kranke Zähne ausgelöst werden können. Ziel der Traditionellen Chinesischen Medizin ist es, diese Störungen zu beheben, damit sie keine zusätzlichen Belastungen für den Körper darstellen.

Schon Wilhelm Busch wusste: »An einem Zahn hängt ein ganzer Mensch.«

Leidet ein Patient beispielsweise häufig unter Migräne, Rückenschmerzen, Magen-Darm-Erkrankungen oder anderen Beschwerden, dann kann die Ursache, sollte sie nicht organischer Natur sein, im Mundraum und in den Zähnen zu finden sein. Ein erkrankter Zahn kann unliebsame Auswirkungen auf den gesamten Organismus haben.

Bei unerklärlichen Symptomen und Beschwerden macht es Sinn, die Zähne und den Kiefer als mögliche Auslöser zu untersuchen.

Wenn man Ohrenschmerzen hat, sucht man in der Regel zu allererst einen Hals-Nasen-Ohren-Arzt auf. Doch die Ursache von Ohrenschmerzen muss nicht unbedingt im Ohr liegen, genauso wie die Ursache von Schluckbeschwerden auch außerhalb des Halses liegen kann. Es muss bei diesen Beschwerden auch das Kiefergelenk als Verursacher der Symptome in Betracht gezogen werden. Denn im Laufe der Evolution haben sich Teile des Unterkiefers und des Kiefergelenks zu Teilen des Mittelohrs umgebildet. Wir hören daher quasi mit unserem früheren Kiefergelenk. Aus diesem Grund können Beschwerden rund ums Ohr auf den Kiefer zurückgeführt werden und Störungen im Kiefergelenk zu Ohrenschmerzen, Ohrgeräuschen, Hörverminderung, Verstopfungsgefühl, Hörsturz und Schwindelerscheinungen führen.

Craniomandibuläre Dysfunktion (CMD) nennt man eine Störung, die Schmerzen der Kaumuskulatur sowie degenerative Veränderungen des Kiefergelenks mit sich bringt und von der viele Erwachsene betroffen sind (14 bis 40 %). Frauen leiden doppelt so häufig darunter wie Männer, weil hormonelle Ursachen vermutet werden.

»Cranium« steht für Schädel, »Mandibula« für Unterkiefer und »Dysfunktion« für Fehlfunktion. Es handelt sich dabei um Fehlfunktionen im Zusammenspiel von Ober- und Unterkiefer.

Unsere Zahngesundheit ist von vielen verschiedenen Faktoren abhängig, unter anderem auch vom Kiefergelenk. Es ist ein sehr zentrales Gelenk, da es ein Leben lang höchsten Belastungen durch das Kauen, Saugen und Sprechen ausgesetzt ist. Die natürliche Beweglichkeit des Kiefergelenks muss immer gegeben sein, vor allem während bzw. nach einer Kieferkorrektur oder nach dem Einsetzen von Zahnbrücken, sonst können Kopfschmerzen, Wirbelverschiebungen, Konzentrations- und Schlafstörungen entstehen. Symptome wie Spannungsgefühle im Kieferbereich, Sehstörungen und Ohrengeräusche können durch eine eingeschränkte Beweglichkeit des Kiefergelenks und der Halswirbelsäule entstehen. Häufig suchen davon Betroffene mehrere Ärzte aus verschiedenen Fachbereichen auf, die nicht selten zu unterschiedlichen Schlüssen gelangen. Dabei ist es hilfreich, nach dem Erstphänomen zu fragen. Bei einem ausgeprägten Körpergefühl und -bewusstsein lässt sich die Frage nach der Ursache der Symptome vielleicht sogar selbst beantworten.

Aus Erfahrung weiß man, dass das Entfernen von Zahnbrücken oder Zahnersätzen schon manchem endloslangen Leiden ein Ende gesetzt hat. Doch was dem einen hilft, muss nicht auch dem anderen helfen.

Unsere Zähne und mit ihnen der Kiefer sind eine Quelle vieler physischer und psychischer Probleme. Man glaubt, dass jede physische und psychische Belastung, jede Veränderung am Gebiss und jeder Impuls eine Auswirkung auf entfernte Körperregionen hat. Ganz ähnlich wie bei den Fußreflexzonen verhält es sich mit den Zähnen im Mund. Jeder Zahn ist über ein Meridiansystem (Energiebahnen) mit einem Organ verbunden. Dr. Ferdinand Huneke (1891–1966) war einer der Ersten, der diese Verbindungswege im Körper entdeckt hat. Erkannt haben diesen Zusammenhang auch die beiden Ärzte Dr. med. Reinhold Voll (1909–1989) und Dr. med. dent. Fritz Kramer (1920–2001).

| In der Traditionellen Chinesischen Medizin werden zwölf organbezogene Meridiane unterschieden | |
|---|---|
| Herz-Meridian | Dünndarm-Meridian |
| Nieren-Meridian | Blasen-Meridian |
| Blut-Kreislauf-Meridian | Dreifach-Erwärmer |
| Leber-Meridian | Gallenblasen-Meridian |
| Lungen-Meridian | Dickdarm-Meridian |
| Magen-Meridian | Milz-Pankreas-Meridian |

Die Traditionelle Chinesische Medizin sieht über ein Netz von Energieleitbahnen Verbindungen zwischen den Zähnen und Organen bzw. Körperregionen. Bei diesen Energieleitbahnen, auf denen sich eine Vielzahl an Akupunkturpunkten befindet, handelt es sich um Energien, die eine Art Steuerungsfunktion für den gesamten Organismus haben. Meridiane haben weder eine körperliche Struktur, noch ein bestimmtes Gewebe. Da man jedoch durch Stimulation bzw. Druck blockierte Regelkreise wieder in Gang setzen kann, müssen diese Verbindungsbahnen von den Zähnen zu Störfeldern existieren.
Störfelder sind lokale Bereiche, die entzündet oder mit Bakterien kontaminiert (verunreinigt) sind. Wurzelgefüllte Zähne gelten

beispielsweise als Störfelder, die nach Meinung einiger Zahnärzte besser entfernt werden sollten. Aber auch tote Zähne, die Eiterherde enthalten, Entzündungssignale aussenden oder die Verbindungsbahn zu einer weit entfernten Körperregion unterbrechen, machen Probleme, die im ersten Moment nicht erklärbar sind. Ein toter Zahn sendet Stoffe und Signale aus, die sich über die Lymphe, Blut- und Nervenbahnen weiterverbreiten und im Körper an einer weit entfernten Stelle eine Entzündung auslösen können. Ein eitriger Zahn kann beispielsweise Knieschmerzen verursachen. Nach Meinung ganzheitlich arbeitender Zahnärzte kann die Verletzung am Knie nicht ausheilen, solange dieser Eiterherd nicht entfernt ist. Daraus ist zu schließen, dass Entzündungen, Verletzungen und Narben sich zu Störfeldern entwickeln, den Regelkreis unterbrechen und somit den Selbstregulationsmechanismus des Körpers unterbinden können. Das Problem liegt darin, dass diese Störfelder oft erst sehr spät entdeckt werden und lange Zeit unbemerkt Störungen und Schmerzen hervorrufen, häufig bis sich ein chronisches Leiden daraus entwickelt hat.
Es wird immer wieder berichtet, dass sich nach Zahnbehandlungen, insbesondere nach der Beseitigung von Eiterherden im Mundraum, Symptome wie Kopfschmerzen, Migräne, Rheuma, orthopädische Leiden sowie Herz-Kreislauf-Erkrankungen und Konzentrationsstörungen deutlich bessern. Es macht also Sinn, bei Schmerzen unterschiedlicher Art die Zähne zu untersuchen und kranke Zähne zu sanieren oder zu entfernen. Auch wenn die wissenschaftliche Medizin in diesem Bereich noch sehr wenig geforscht hat und dies noch etwas belächelt, kann man sich auf positive Erfahrungen von Patienten mit verschiedenen Leiden berufen und sich dazu eine eigene Meinung bilden.

*Krankheiten befallen uns nicht aus heiterem Himmel,*
*sondern entwickeln sich aus täglichen, kleinen Sünden wider die Natur. Wenn sich diese gehäuft haben,*
*brechen sie scheinbar auf einmal hervor.*

Hippokrates

## Zahn-Herde als Störfelder

Als Herde im Mund können Zysten, marktote Zähne mit oder ohne Wurzelbehandlung, stecken gebliebene Zähne, Implantate sowie chronische Zahnfleisch- und Zahnbetterkrankungen gesehen werden. Während man früher unter einem »Zahn-Herd« eine entzündete Region verstand, die zunächst lokal begrenzt ist und von der aus Bakterien in den Organismus wandern und andere Organe schädigen können, wurde der Begriff nach und nach ausgedehnt. Inzwischen ist bekannt, dass ein Herd oder Störfeld auch ohne Bakterien andere Körperregionen belasten kann. Gegen diese Herde, die Störungen verursachen, muss sich der Körper zur Wehr setzen. Dies kann er, solange das Immunsystem intakt ist. Doch bei psychischer oder physischer Überbelastung, bei falscher Ernährung und vegetativen Störungen bricht es häufig zusammen.

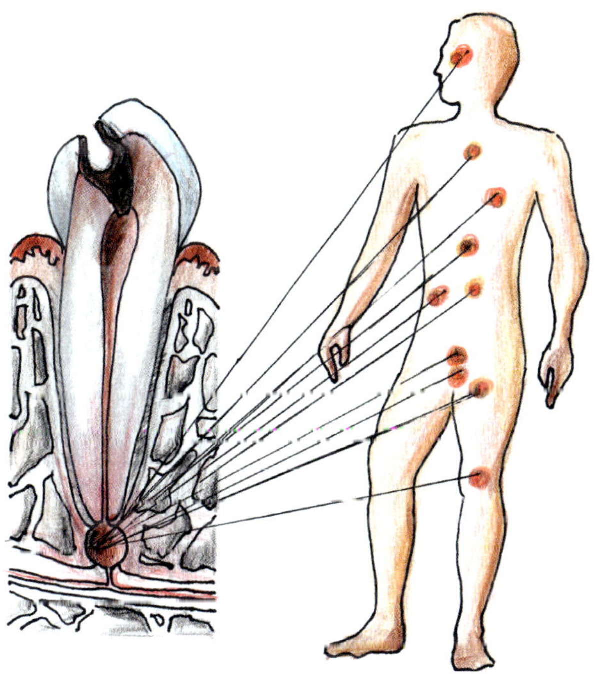

*»Herdgeschehen« und mögliche Auswirkungen auf den Körper*

Der Begriff »Störfeld« geht über den klassischen »Herd«-Begriff hinaus und schließt chronische Reizungen verschiedener Art mit ein. Ein Störfeld ist demnach ein lokales Geschehen, das auf unterschiedlichem Weg negative Auswirkungen auf den gesamten Organismus haben kann. Als solches Störfeld gelten auch Narben, die zu einer Blockade des Informationsflusses zwischen den Zellen führen können. Was die Hintergründe und Ursachen der Herd- und Störfeldtheorie betrifft, wurde lange Zeit mehr spekuliert als an der Lieferung von Tatsachenbefunden gearbeitet. Doch dank der modernen Physik sowie der aktiven Forschungsarbeit in allen Bereichen der Medizin ist uns inzwischen klar geworden, warum beispielsweise ein Zahn oder fremdes Material als Störfeld in unserem Organismus sein Unwesen treiben kann. Mittlerweile wissen wir, weshalb Zähne und zahnärztliche Materialien im Mundraum Auswirkungen auf den gesamten menschlichen Organismus haben können. Der menschliche Organismus besteht nicht aus einer linearen Anordnung von Organen oder Zellen, sondern aus einem feinmaschigen Regelkreissystem, innerhalb dessen eine sehr vielschichtige Kommunikation stattfindet.

Mit dieser Theorie lässt sich erklären, warum durch die Sanierung oder Entfernung eines Zahns langwierige Herzerkrankungen therapiert werden können. In solchen Fällen hat der geschädigte Zahn die Herzerkrankung ausgelöst und nicht das Herz an sich war krank. Durch eine entsprechende Sanierung des Störfeldes, also des Zahns, werden die blockierten Selbstheilungskräfte wieder aktiviert, was zu einer organisch gesunden Herzleistung führt. Fest steht, dass die Selbstregulationskraft des Organismus durch unterschiedliche Störfelder beeinflusst werden kann. Störfelder schwächen die Selbstregulation unseres Körpers. Das passiert kontinuierlich und oft gänzlich unbemerkt, sodass sich langsam Beschwerden an der einen oder anderen Stelle entwickeln, abhängig von der Konstitution und der Veranlagung des Betroffenen. Das wirkt sich häufig auf das schwächste Organ aus. Die Folge sind chronische Erkrankungen, die sich, solange das Störfeld vorhanden ist, nicht erfolgreich beseitigen lassen. Diese Störfelder zu finden, ist nicht immer einfach. Die Frage, welchem Zahn das schmerzhafte Organ oder der Körperteil zugeordnet ist, kann dabei hilfreich sein.

**Woran diese Störfelder zu erkennen sind:**

- herabgesetzte Leistungsfähigkeit
- Gestresstheit und Reizbarkeit
- Verspannungen im Rücken- und Nackenbereich
- chronische Nasennebenhöhlenentzündung (Sinusitis)
- Allergien, Lebensmittelunverträglichkeiten
- rheumatische Beschwerden
- häufige Migräneanfälle
- Bluthochdruck
- unerklärbare Herzbeschwerden
- Multiple Sklerose sowie Erkrankungen des Nervensystems
- bösartige Erkrankungen, Tumore

Tatsache ist, dass chronische Entzündungen des Kieferknochens mit Röntgengeräten nur bedingt zu erkennen sind und daher häufig übersehen werden. Ebenfalls unterschätzt werden wurzelbehandelte Zähne, die eine permanente Belastung für den Organismus darstellen, sodass die vorhandenen körpereigenen Kompensationsmechanismen nicht mehr die gewünschte Leistung erbringen können. Auch Narben, die nach dem Ziehen eines Zahnes zurückbleiben, können ein Störfeld für den Organismus sein. Aus diesem Grund wird Patienten geraten, sich nicht alle vier Weisheitszähne in einer einzigen Sitzung ziehen zu lassen, sondern dies in mehreren Schritten zu tun. Damit können mögliche Belastungen vermindert und der Selbstheilungsprozess früher eingeleitet werden. Zahnmaterialien aus Metall können ebenso Störfelder darstellen, wenn sie beispielsweise Nerven blockieren oder die Leistungsfähigkeit massiv herabsetzen. Weil das Immunsystem durch Störfelder geschwächt ist, kann auch der Verlauf einer Krankheit durch Zahn-Störfelder negativ beeinflusst werden.
Wenn wir nun ein Störfeld gefunden haben, das eine Belastung darstellt, stellt sich die Frage nach der Sanierung. Welche Möglich keiten bieten sich hierfür an und was ist dabei zu beachten?

**Störfelder erkennen und beseitigen**

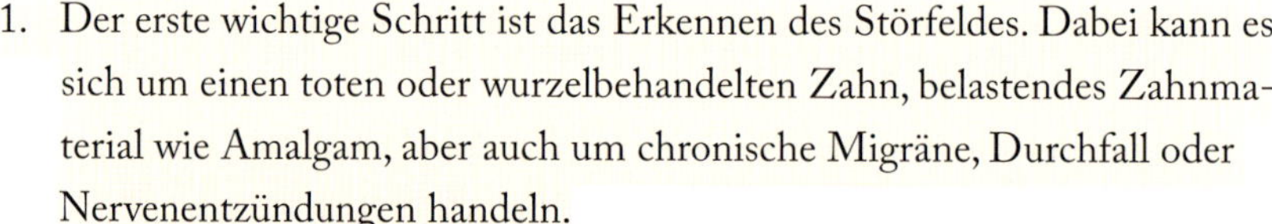

1. Der erste wichtige Schritt ist das Erkennen des Störfeldes. Dabei kann es sich um einen toten oder wurzelbehandelten Zahn, belastendes Zahnmaterial wie Amalgam, aber auch um chronische Migräne, Durchfall oder Nervenentzündungen handeln.
2. Es ist durch den Zahnarzt oder einen anderen Facharzt herauszufinden, wie stark bzw. wie belastend die Auswirkungen dieses Störfeldes auf den Organismus sind. Das ist beispielsweise mittels Bioresonanz möglich.
3. Die Entfernung des (Zahn-)Störfeldes sollte durch einen kompetenten Zahnmediziner erfolgen.
4. Nach der Entfernung von Störfeldern kann die Einnahme von entsprechenden homöopathischen Mitteln die körpereigene Regulation und Abwehr unterstützen.

Störfelder sollten, wenn sie unseren Körper permanent belasten und einen gesundheitlichen Schaden anrichten, entfernt bzw. saniert werden. Aber nicht jedes Störfeld verursacht per se Störungen im Organismus oder bringt die Lebensqualität einschränkende Symptome mit sich. Die Frage, wann ein Störfeld schädigend für unsere Gesundheit sein kann und welche Störfelder eliminiert werden sollten, kann nicht eindeutig beantwortet werden, da dies von Mensch zu Mensch unterschiedlich ist. Solange z. B. ein toter Zahn keine Belastung für den Körper darstellt, muss man ihn nicht entfernen. Doch wie schon erwähnt, nehmen Krankheitsprozesse manchmal auch gänzlich unbemerkt ihren Lauf. Es macht daher Sinn, potenzielle Belastungen durch den toten Zahn in regelmäßigen Abständen überprüfen zu lassen, da sich diese über Jahre hinweg vermehren können. Solange die Reparationsmechanismen des Körpers einwandfrei funktionieren, bleibt das Körpersystem stabil und der Mensch beschwerdefrei.

## Wechselbeziehung zwischen Zahn und Organ

Die Traditionelle Chinesische Medizin sowie die naturheilkundliche Zahnmedizin und die Alternativmedizin betrachten das Gebiss als

Spiegel des Menschen. Sie sehen eine Verbindung eines jeden Zahns mit dem Organsystem und eine damit einhergehende wechselseitige Wirkung. Demnach hat eine Erkrankung eines Zahns, aber auch schon eine Manipulation an einem Zahn eine Auswirkung auf den Organismus und umgekehrt hat eine Funktionsstörung eines Organs einen Einfluss auf den entsprechenden Zahn.
Der bisherige Fokus der Schulmedizin lag klar auf der Symptombehandlung, während Ursachenforschung und -erkennung vernachlässigt wurden. Auch die Wechselbeziehungen zwischen Zähnen und Organen werden von der klassischen Medizin viel zu wenig beachtet. Dass Zahnkrankheiten wie Karies oder Parodontitis nicht ausschließlich als Folgeerscheinungen einer schlechten Zahnhygiene oder falschen Ernährung betrachtet werden dürfen, ist nun, nach ausführlicher Behandlung dieses Themas, bestimmt klar geworden.
Da der Mundbereich in enger Verbindung zu anderen Körperregionen wie dem Hals-Nasen-Ohren-, Brust-, Bauch- und Beckenbereich steht, kann eine Veränderung im Mund wie das Entfernen eines Zahns beispielsweise zu einer schlechteren Entwicklung des Nasenraumes und diese zu einer beeinträchtigten Nasen- und Brustatmung führen. Unser Gebiss steht mit dem gesamten Körper, von der Halswirbelsäule angefangen, bis hin zu den Füßen in einer Wechselbeziehung. So ist etwa eine Rücklage des Unterkiefers häufig mit einer Lordose (Verkrümmung) der Hals- und Lendenwirbelsäule verknüpft. Eine Abweichung des Unterkiefers zu einer Seite wird in vielen Fällen mit einem Beckenschiefstand in Verbindung gebracht, der eine Beinlängendifferenz vortäuscht und eine Fehlbelastung der Fußsohlen und Fersen mit sich bringt.
Wer denkt bei einem Reizdarm-Syndrom, bei Schlafstörungen oder Konzentrationsmangel an das Kiefergelenk, das kleine Scharnier mit dem großen Einfluss auf das Wohlbefinden? Tatsache ist, dass viele der umliegenden, aber auch fernen Organe durch Kiefergelenkfehlstellungen beeinflusst werden können. Die Belastungen und Beeinträchtigungen aufgrund von Kiefergelenkstörungen sind individuell unterschiedlich und davon abhängig, wie sehr der Organismus dazu in der Lage ist, diese auszugleichen. Kiefergelenkstörungen entwickeln sich nicht über Nacht, sondern langsam durch stete Einwirkung.

Sie stehen oft in engem Zusammenhang mit Kopfschmerzen, weil die Kieferregion mit Hirnnerven versorgt wird, die für Kopf- und Gesichtsschmerzen verantwortlich gemacht werden können.

## Die Wechselbeziehungen zwischen Zähnen und Organen erkannte man bereits im alten China.

| Herz | | | | | | | | Herz |
|---|---|---|---|---|---|---|---|---|
| Dünndarm | | Lunge | Leber | Niere/Blase | Leber | Lunge | | Dünndarm |
| ZNS | | Dickdarm | Galle | Ohr | Galle | Dickdarm | Milz | ZNS |
| Psyche | Pankreas | Siebbein- | Auge | Prostata | Auge | Siebbein- | Magen | Psyche |
| Innenohr | Magen | zellen | Tonsille | Uterus | Tonsille | zellen | Larynx | Innenohr |
| Schulter | Larynx | LWS | Hüfte | Eierstöcke | Hüfte | LWS | Kiefer- | Schulter |
| Ellenbogen | Kieferhöhle | L4, L5 | Knie | Stirnhöhle | Knie | L4, L5 | höhle | Ellenbogen |

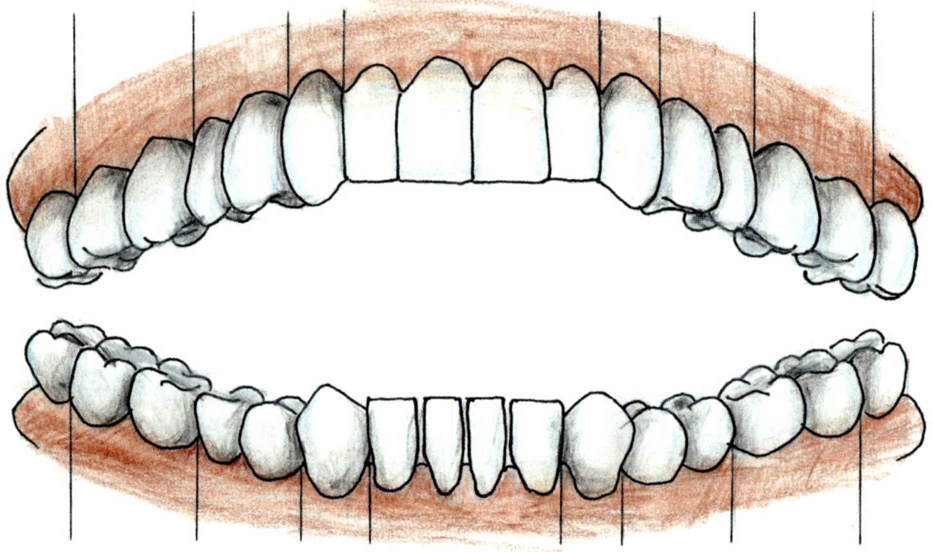

| Schulter | LWS | Lymph- | Auge | Urogenitalsystem | Auge | Lymph- | LWS | Schulter |
|---|---|---|---|---|---|---|---|---|
| Ellenbogen | L4, L5 | gefäße | Tonsille | Stirnhöhle | Ton- | gefäße | L4, L5 | Dünndarm |
| Ileum | Siebbein- | Brustdrüse | Hüfte | Kreuz-/Steißbein | sille | Kieferhöhle | Siebbein- | Ohr |
| Ohr | zellen | Kieferhöhle | Knie | Ohr | Hüfte | Brustdrüse | zellen | Periphere |
| Periphere | Lunge | Pankreas | Leber | Niere/Blase | Leber | Milz | Lunge | Nerven |
| Nerven | Dickdarm | Magen | Galle | | Knie | Magen | Dickdarm | Herz |
| Herz | | Knie | | | Galle | Knie | | Dünndarm |
| Dünndarm | | | | | | | | |

*Zähne und ihre Beziehung zu anderen Organen*

Da die Schneidezähne in einer Wechselbeziehung zu den Nieren und der Blase stehen, sollte man bei schmerzhaften Schneidezähnen an diese beiden Organe denken. Dasselbe gilt für die Eckzähne, die eine Beziehung zu Leber, Galle und Augen haben. Der Magen- und Darmtrakt geht mit den kleinen und großen Backenzähnen und das Herz mit den Weisheitszähnen eine wechselseitige Beziehung ein. Letztere stehen außerdem auch für den Dünndarm. Bei Schmerzen in den Weisheitszähnen sollte man daher an diese beiden Organe denken. Eine gestörte Verdauung erkennt man auch am Zungenbelag.

Darüber hinaus gibt es auch Bezugszähne für unsere Gelenke und Abschnitte der Wirbelsäule. Zähne sind Knochen, die die Gesundheit des gesamten Skeletts repräsentieren. Sie entwachsen dem Kiefer und bestehen aus demselben Material wie die Knochen in unseren Extremitäten. Aus unzähligen Untersuchungen weiß man, dass die Zähne gesund sind, wenn die übrigen Knochen gesund sind und umgekehrt.

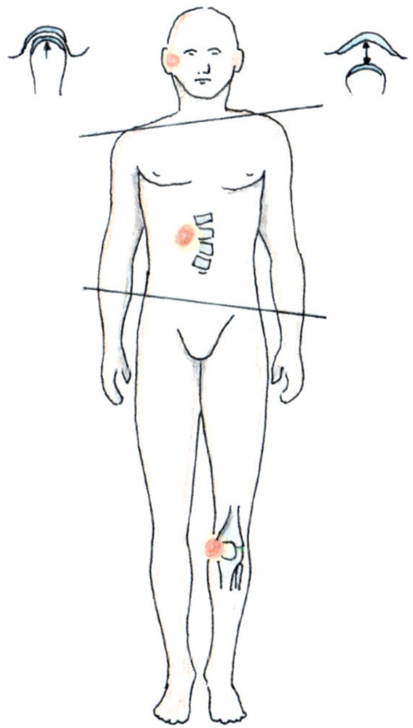

*Wirbelsäulenprobleme als mögliche Auslöser von Schmerzen in Gelenken*

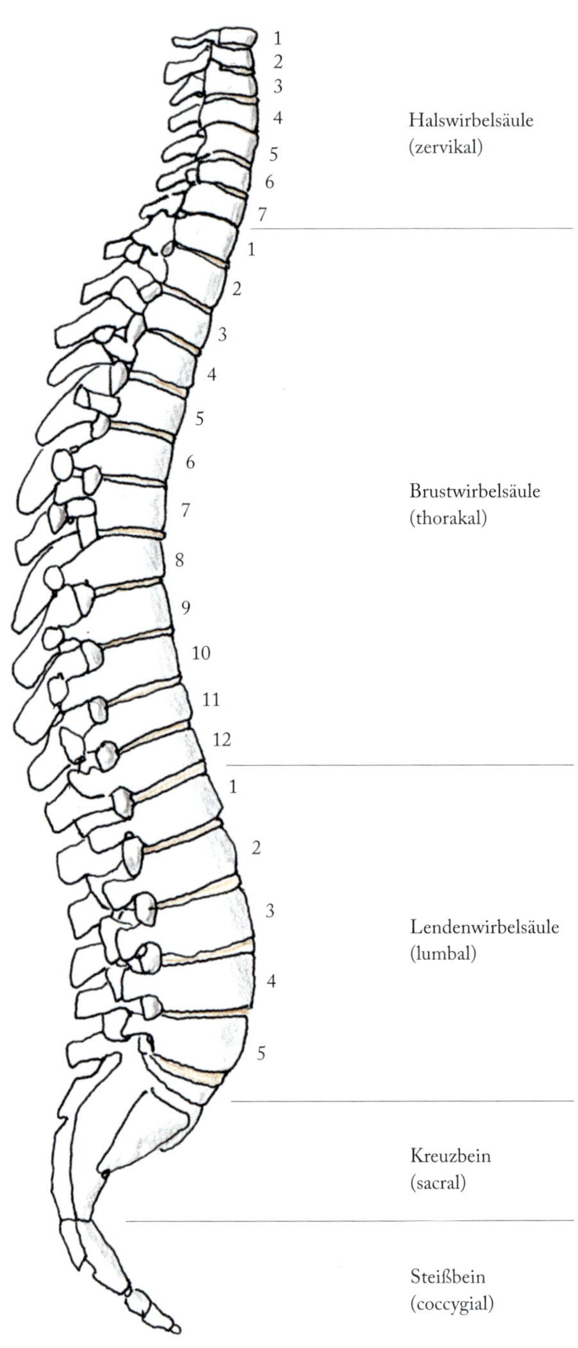


*Wirbelverschiebungen und deren Auswirkungen auf verschiedene Organe*

| Organgebiet | Wirbel | Folgen |
|---|---|---|
| Blutzufuhr zum Gehirn, Innen- und Mittelohr, Hypophyse | Halswirbel 1 | Kopfschmerzen, Schlaflosigkeit, psychische Beschwerden, hoher Blutdruck, Müdigkeit, Schwindel |
| Augen, Gehörnerven, Nebenhöhlen, Zunge | Halswirbel 2 | Sinusitis, Allergien, Augen- und Ohrenbeschwerden |
| Außenohr, Zähne, Trigenminusnerv | Halswirbel 3 | Trigeminusneuralgie, Akne |
| Nase, Lippen, Mund | Halswirbel 4 | Schwerhörigkeit, Polypen |
| Stimmbänder, Schlund | Halswirbel 5 | Heiserkeit, Stimmbandentzündung |
| Nacken, Schultern, Mandeln | Halswirbel 6 | Schmerzen im Nacken und Oberarm, Halsmandelentzündung |
| Schilddrüse, Schultergelenke, Ellenbogen | Halswirbel 7 | Kropf, Tennisellenbogen |
| Unterarm, Hände, Finger, Speise- und Luftröhre | Brustwirbel 1 | Husten, Atembeschwerden, Schmerz in Unterarmen und Händen |
| Herz, Herzklappen und Kranzgefäße | Brustwirbel 2 | Herzbeschwerden |
| Lunge, Bronchien, Brustkorb | Brustwirbel 3 | Asthma, Bronchitis |
| Gallenblase | Brustwirbel 4 | Gallenbeschwerden, Gürtelrose |
| Leber, Solar plexus, Blut | Brustwirbel 5 | Leberbeschwerden, Arthritis, Kreislaufstörungen, Blutarmut |
| Magen | Brustwirbel 6 | Magenbeschwerden, Sodbrennen |
| Bauchspeicheldrüse, Zwölffingerdarm | Brustwirbel 7 | Diabetes, Magengeschwür |
| Milz, Zwerchfell | Brustwirbel 8 | Immunschwäche |
| Nebennieren | Brustwirbel 9 | Allergien, Ekzeme |
| Nieren | Brustwirbel 10 | Nierenbeschwerden, Müdigkeit, Adernverkalkung |
| Harnweg | Brustwirbel 11 | Ekzeme, Akne |
| Dünndarm, Eileiter, Lymphsystem | Brustwirbel 12 | Rheumatismus, Blähungen, Sterilität |
| Dickdarm, Leisten | Lendenwirbel 1 | Verstopfung, Kolitis |
| Blinddarm, Leib, Oberschenkel | Lendenwirbel 2 | Blinddarmentzündung, Krampfadern |
| Eierstöcke, Hoden, Gebärmutter, Blase, Knie | Lendenwirbel 3 | Menstruationsbeschwerden, Impotenz |
| Prostata, Ischiasnerv | Lendenwirbel 4 | Ischias, Hexenschuss |
| Unterschenkel, Knöchel, Füße, Zehen | Lendenwirbel 5 | schlechte Durchblutung der Beine, Wadenkrämpfe |
| Hüftgelenke, Gesäß | Kreuzbein | Beschwerden im Kreuzbein- und Beckengebiet |
| Mastdarm, After | Steißbein | Hämorrhoiden, Steißbeinschmerzen |

Somit wird deutlich, dass Erkrankungen bestimmter Zähne mit Erkrankungen der Bezugsorgane oder -systeme einhergehen oder umgekehrt von diesen beeinflusst werden können. Das Achten auf die Zahngesundheit hat daher nicht nur positive Auswirkungen auf die Zähne, sondern auch auf die physische und psychische Gesundheit des gesamten Organismus.

Karl Heinz Karius aus »Poetisch problematisch«

*Immer wieder hört man Klagen:*
*Zahnschmerz lässt sich nicht vertagen!*
*Misslingt dem ehrgeizigen Dentisten,*
*bohrend ihn zu überlisten,*
*hat sich zum Glück als Trost bewährt:*
*Was sich nicht vertagen lässt, verjährt!*

## Quellenangaben


**BARTROW K. (2014):** Übeltäter Kiefergelenk. Endlich wieder entspannt und schmerzfrei: 60 Übungen mit Soforteffekt. *Trias Verlag, Stuttgart*

**FEDERSPIEL K. (1986):** Zahn um Zahn. Vom Umgang mit Zahnproblemen und Zahnärzten. *Kiepenheuer & Witsch, Köln*

**GRANDJEAN M., BORNHOFEN P. (2007):** Warum denn so verbissen? Kiefergelenkstörungen – eine neue Volkskrankheit aus ganzheitlicher Sicht. *Joy Verlag, Sulzberg*

**IPPISCH R.-M. (2004):** An jedem Zahn hängt ein Mensch. In: Gong, 16/2004. Nach Dr. med. phil. Christian Kobau, Klagenfurt

**LECHNER J. (2009):** Gesunde Zähne – gesunder Mensch. Wie wichtig eine ganzheitliche Zahnheilkunde ist. *Verlag Zaubert Sandmann, München*

**LECHNER J. (1993):** Herd, Regulation und Information. *Hüthig-Verlag, Heidelberg*

**ROSSAINT A. L. (1991):** Ganzheitliche Zahnheilkunde. *Haug Verlag, Heidelberg*

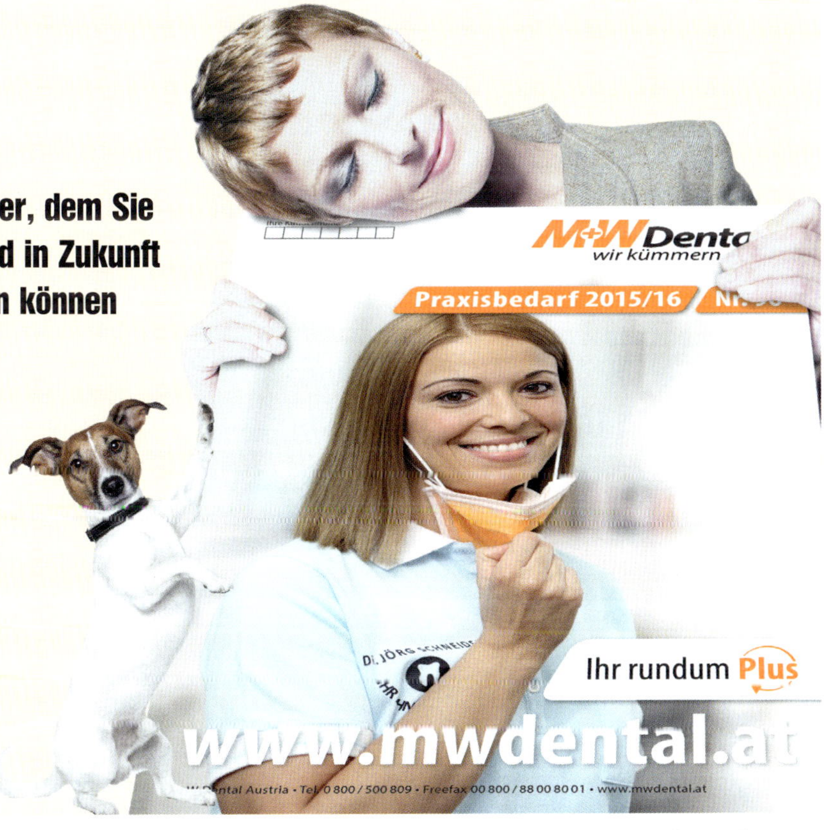

# Stichwortverzeichnis

## A



## B



## C



## D



## E

## F



## G



## H



## I



## K

## L



## M



## N



## O

## P



## Q



## R



## S

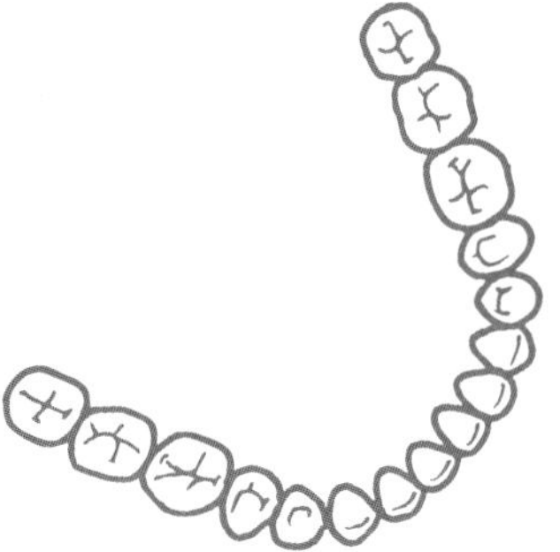

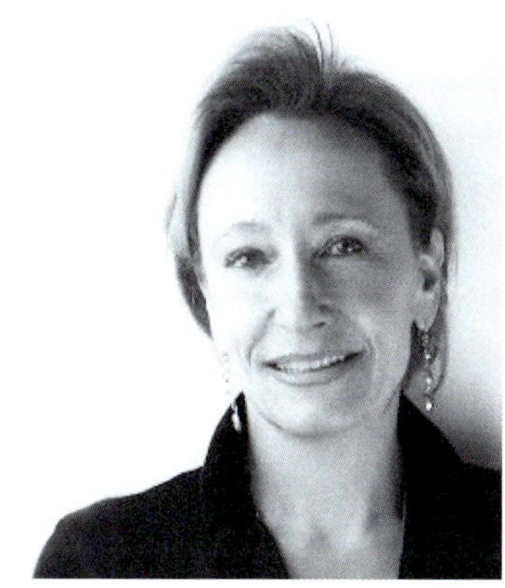

Mag. Dr. Susanne Altmann

Doktorat in Soziologie (Schwerpunkt Medizin- und Gesundheitssoziologie) und Magister der Pflegewissenschaften; Tätigkeiten in der Pharmabranche und an der Medizinischen Universität Wien; seit über zehn Jahren selbstständig im alternativmedizinischen Bereich tätig.
www.energetischebehandlung.at

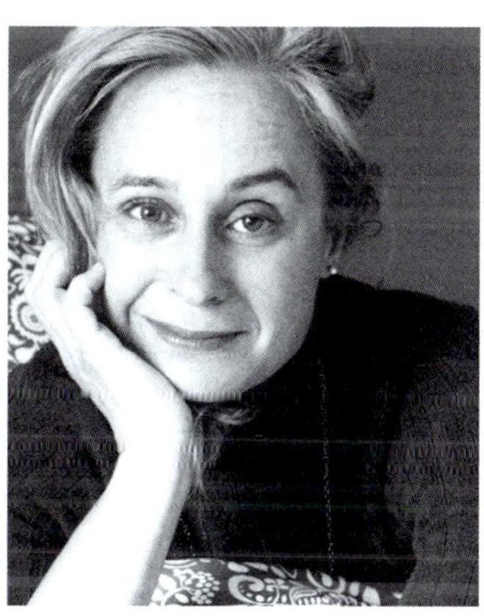

Dr. Eva-Maria Madani

Fachärztin für Zahn- und Kieferheilkunde mit Zusatzausbildung in zahnärztlicher Hypnose und Kieferorthopadie; ReferentIn beim Verein für prophylaktische Gesundheitsarbeit; seit über 13 Jahren als Wahlärztin in Wien tätig.
www.madani.at

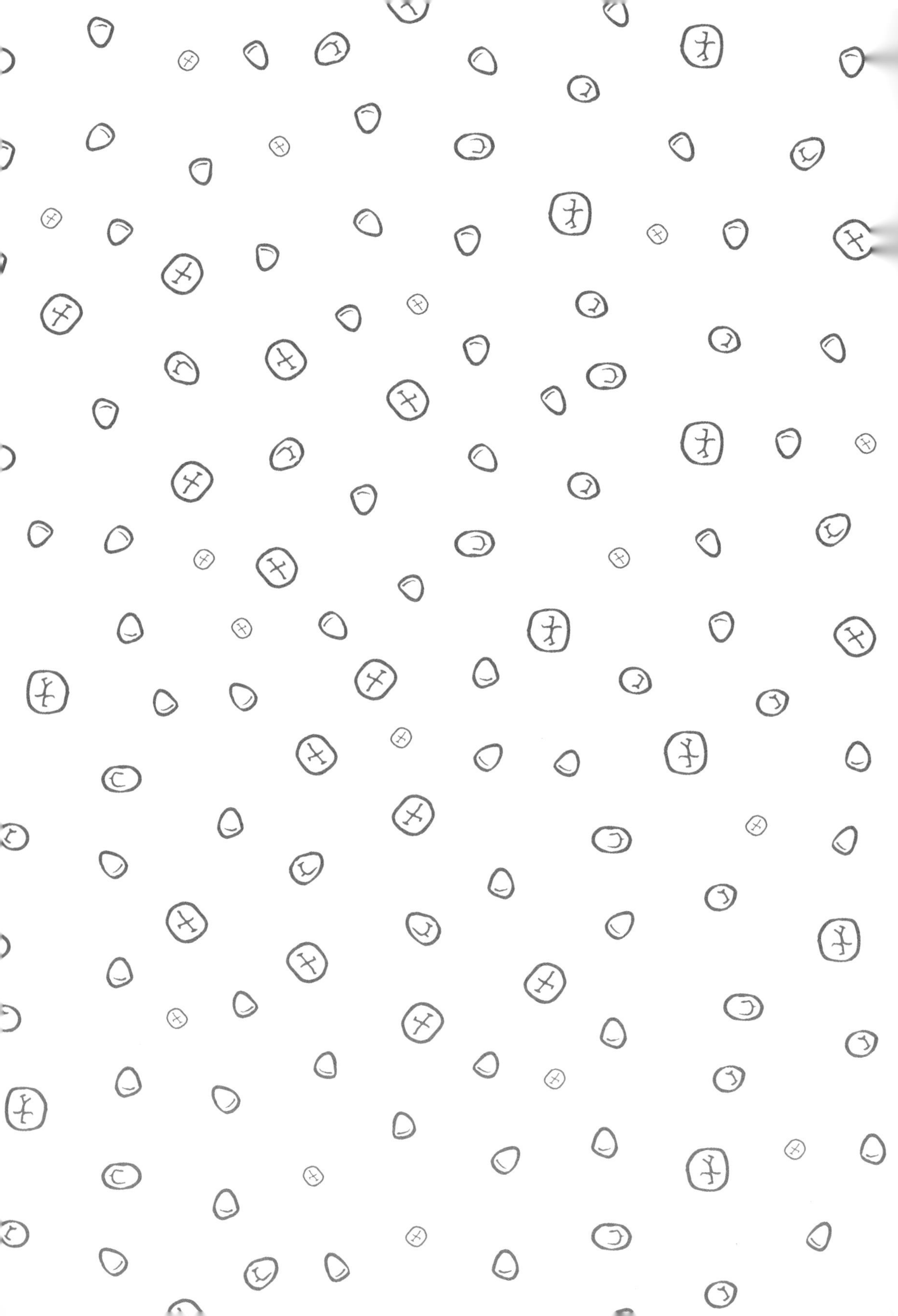